AF850102

Chronische lymphatische Leukämie

UNI-MED

UNI-MED Verlag AG
Bremen - London - Boston

Eichhorst, Barbara:
Chronische lymphatische Leukämie/Barbara Eichhorst.-
6. Auflage - Bremen: UNI-MED, 2024
(UNI-MED SCIENCE)
ISBN 978-3-8374-1674-9

© 2001, 2024 by UNI-MED Verlag AG, D-28323 Bremen,
International Medical Publishers (London, Boston)
Internet: www.uni-med.de, e-mail: info@uni-med.de

Printed in Europe

Das Werk ist urheberrechtlich geschützt. Alle dadurch begründeten Rechte, insbesondere des Nachdrucks, der Entnahme von Abbildungen, der Übersetzung sowie der Wiedergabe auf photomechanischem oder ähnlichem Weg bleiben, auch bei nur auszugsweiser Verwertung, vorbehalten.

Die Erkenntnisse der Medizin unterliegen einem ständigen Wandel durch Forschung und klinische Erfahrungen. Die Autoren dieses Werkes haben große Sorgfalt darauf verwendet, dass die gemachten Angaben dem derzeitigen Wissensstand entsprechen. Das entbindet den Benutzer aber nicht von der Verpflichtung, seine Diagnostik und Therapie in eigener Verantwortung zu bestimmen.

Geschützte Warennamen (Warenzeichen) werden nicht besonders kenntlich gemacht. Aus dem Fehlen eines solchen Hinweises kann also nicht geschlossen werden, dass es sich um einen freien Warennamen handele.

UNI-MED. Die beste Medizin.

In der Reihe UNI-MED SCIENCE werden aktuelle Forschungsergebnisse zur Diagnostik und Therapie wichtiger Erkrankungen "state of the art" dargestellt. Die Publikationen zeichnen sich durch höchste wissenschaftliche Kompetenz und anspruchsvolle Präsentation aus. Die Autoren sind Meinungsbildner auf ihren Fachgebieten.

Der Verlag dankt der Firma AbbVie Deutschland GmbH & Co. KG für die Unterstützung der Produktion dieser Auflage. Der Verlag versichert, dass der Industriepartner keinerlei Einflussnahme auf den Inhalt des Buches, insbesondere auch nicht auf Therapieempfehlungen, nehmen konnte.

Vorwort und Danksagung

Trotz neuer, Ziel-gerichteter Therapie (oder auch wegen dieser) stellt die chronische lymphatische Leukämie (CLL) stellt immer noch eine erhebliche Herausforderung dar. Dieses Buch widmet sich der umfassenden Darstellung der Prognose, Stadieneinteilung und insbesondere der Behandlung der CLL.

In den letzten Jahren haben sich die Behandlungsmöglichkeiten für CLL rasant weiterentwickelt. Während traditionelle Therapieformen wie Chemotherapie und Antikörpertherapie kaum mehr eine Rolle spielen, haben neuartige zielgerichtete Therapien und Immuntherapien die Landschaft dramatisch verändert. Diese Entwicklungen haben nicht nur die Überlebensraten signifikant verbessert, sondern auch die Lebensqualität der Patienten erhöht. Die Einführung von Kinase-Inhibitoren und BCL-2-Inhibitoren, beispielsweise, hat die Behandlung der CLL revolutioniert und bietet vielen Patienten Hoffnung auf eine normale Lebenserwartung.

Mit den längeren Überlebenszeiten gehen jedoch auch neue Herausforderungen einher. Ein zentrales Thema dieses Buches ist die Betrachtung der langfristigen Nebenwirkungen und Komplikationen der CLL und ihrer Behandlungen. Immundefekte, die durch die Erkrankung selbst oder als Nebenwirkung der Therapien entstehen, rücken zunehmend in den Fokus der medizinischen Aufmerksamkeit. Diese Immundefekte erhöhen das Risiko für Infektionen und sekundäre Neoplasien; beides erfordert umfassendes Management und Aufklärung der Patienten.

Wir stehen an einem Punkt, an dem das Wissen und die Behandlungsstrategien für CLL schneller wachsen als je zuvor. Diese Dynamik bringt nicht nur Fortschritte, sondern fordert auch von uns, stets auf dem neuesten Stand der Forschung zu bleiben, um den Patienten die bestmögliche Versorgung bieten zu können.

Dieses Buch soll daher dazu dienen sowohl medizinischen Fachkräften als auch den betroffenen Patienten und ihren Angehörigen neue Perspektiven in der Behandlung der CLL zu eröffnen.

Mit den besten Wünschen für Ihre Lektüre!

Köln, im September 2024 *Barbara Eichhorst und Michael Hallek*

Autoren

Herausgeberin

Prof. Dr. med. Barbara Eichhorst
Leitung der Studiengruppe der Deutschen CLL Studiengruppe (DCLLSG)
Universität zu Köln, Medizinische Fakultät und Uniklinik Köln
Klinik I für Innere Medizin
Centrum für Integrierte Onkologie Aachen Bonn Köln Düsseldorf

Koautoren

Dr. Petra Langerbeins
Universität zu Köln, Medizinische Fakultät und Uniklinik Köln
Klinik I für Innere Medizin
Centrum für Integrierte Onkologie Aachen Bonn Köln Düsseldorf

Dr. Pascal Nieper
Universität zu Köln, Medizinische Fakultät und Uniklinik Köln
Klinik I für Innere Medizin
Centrum für Integrierte Onkologie Aachen Bonn Köln Düsseldorf

Herausgeber der Vorauflagen

Prof. Dr. med. Michael Hallek
Leitung der Deutschen CLL Studiengruppe (DCLLSG)
Universität zu Köln, Medizinische Fakultät und Uniklinik Köln
Klinik I für Innere Medizin
Centrum für Integrierte Onkologie Aachen Bonn Köln Düsseldorf

Inhaltsverzeichnis

1. Einführung zur chronischen lymphatischen Leukämie

1.1. Krankheitsübersicht

Die chronische lymphatische Leukämie (CLL) ist die häufigste Leukämieart in der westlichen Hemisphäre. Sie tritt in der Regel bei älteren Patienten auf und hat einen sehr variablen klinischen Verlauf. Die leukämische Transformation wird durch spezifische genomische Veränderungen ausgelöst, die die Regulation der Proliferation und der Apoptose in klonalen B-Zellen stören.

1.2. Epidemiologie

In der jüngsten Aktualisierung der SEER-Datenbank betrug die altersbereinigte Inzidenz der chronischen lymphatischen Leukämie (CLL) 4,9 pro 100.000 Einwohner und Jahr [1]. Damit ist die CLL eine der häufigsten Leukämiearten. Das mediane Alter bei der Diagnose liegt bei 70 Jahren; nur 9,1 % der Patienten mit CLL sind jünger als 45 Jahre [1]. Es sind mehr männliche als weibliche Patienten (1,9 : 1) betroffen, und dieser geschlechtsspezifische Effekt scheint über alle Ethnien hinweg vorhanden zu sein [1].

Während die Inzidenz der CLL in den letzten zwei Jahrzehnten stabil geblieben ist, ist die Sterblichkeit zurückgegangen. Schätzungen zufolge wird die CLL im Jahr 2021 4.320 Todesfälle verursachen, was 0,7 % aller Krebstodesfälle entspricht. Die CLL-bedingte Sterblichkeitsrate lag bei 1,1 pro 100.000 Männer und Frauen pro Jahr. Die relative 5-Jahres-Überlebensrate von Patienten mit CLL lag 1975 bei 65,1 % und ist in den letzten Jahrzehnten stetig gestiegen; sie wird für 2021 auf 87,2 % geschätzt [1]. Ähnliche Daten zur Epidemiologie der CLL wurden auch aus Europa gemeldet [2], während die Inzidenz in asiatischen Ländern und Ethnien niedriger ist [3, 4].

1.3. Ätiologie

Die CLL ist durch eine klonale Vermehrung und Anhäufung von reifen, typischerweise CD5-positiven B-Zellen im Blut, Knochenmark, den Lymphknoten und der Milz gekennzeichnet [5]. Die Fähigkeit zur Bildung klonaler B-Zellen scheint im Stadium der hämatopoetischen Stammzellen (HSC) erworben zu werden [6]. Dies deutet darauf hin, dass das primäre leukämogene Ereignis bei CLL multipotente, selbsterneuernde HSZ betreffen könnte. Der Prozess der schrittweisen leukämogenen Transformation wird zunehmend besser verstanden und scheint sich vor allem in den Lymphknoten abzuspielen. Die CLL wird häufig durch den Verlust oder den Hinzugewinn chromosomalen Materials (z.B. Deletion 13q, Deletion 11q, Trisomie 12) ausgelöst, gefolgt von zusätzlichen Mutationen, welche die Erkrankung aggressiver machen können [7].

1.4. Diagnose

Die Diagnose wird durch Blutbild, Blutausstrich und Immunphänotypisierung der zirkulierenden B-Lymphozyten gestellt, welche eine klonale B-Zell-Population identifizieren, die das CD5-Antigen sowie typische B-Zell-Marker trägt. Eine Knochenmarkpunktion oder Lymphknotenpunktion bzw. -exstirpation, ist nur bei unklarer Immunphänotypisierung notwendig.

Eine CLL liegt vor, wenn die Anzahl der klonalen B-Lymphoyzten über 5,0 G/l im peripheren Blut beträgt. Sofern die Anzahl niedriger ist und keine Lymphadenopathie oder Organomegalie vorliegt, liegt eine so genannte monoklonale B-Zell-Lymphozytose (MBL) vor. Bei wenig oder gar nicht zirkulierenden Zellen, aber Nachweis einer pathologischen Lymphadenopathie liegt ein kleinzelliges lymphozytisches Lymphom (SLL) vor [8].

1.5. Prognose und Staging

Zwei ähnliche klinische Stadieneinteilungssysteme, das Rai- und Binet-Stadiensystem, liefern prognostische Informationen anhand der Ergebnisse der körperlichen Untersuchung zu Lymphadenopathie, sowie Hepatomegalie und Splenomegalie, sowie des Blutbildes.

Verschiedene biologische und genetische Marker liefern zusätzliche prognostische Informationen. Deletionen des kurzen Arms von Chromosom 17 (del(17p)) und/oder Mutationen des *TP53*-Gens sagen eine Resistenz gegen Chemoimmuntherapie und eine kürzere Zeit bis zum Fortschreiten der

Erkrankung bei den meisten zielgerichteten Therapien voraus. Der internationale CLL-Prognoseindex (CLL-IPI) integriert genetische, biologische und klinische Variablen, um verschiedene Risikogruppen von CLL-Patienten zu identifizieren. Weitere Einzelheiten zu rekurrenten genetischen und genomischen Veränderungen finden sich im nächsten Kapitel.

2. Rekurrente genetische Veränderungen und deren prognostische Bedeutung

Etwa 80 % aller CLL-Patienten tragen mindestens eine der vier häufigsten Chromosomenveränderungen: eine Deletion im Chromosom 13q14.3 (del(13q)), del(11q), del(17p) oder Trisomie 12 [9]. Del(13q) ist die häufigste Chromosomenveränderung und tritt in ca. 55 % aller Fälle auf. Ein isoliertes del(13q14) ist durch einen gutartigen Verlauf der Erkrankung gekennzeichnet. Die miRNAs miR-15a und 16-1 befinden sich in der kritischen Region von del(13q14) [10] und regulieren die Expression von Proteinen, die die Apoptose hemmen können oder die an der Zellzyklusprogression beteiligt sind [11].

Deletionen des kurzen Arms von Chromosom 17 (del(17p)) werden bei 5-8 % der Chemotherapie-naiven Patienten gefunden. Diese Deletionen umfassen fast immer die Bande 17p13, auf der sich das bekannte Tumorsuppressorgen *TP53* befindet. CLL-Zellen, die einen del(17p)-Klon tragen, zeigen eine ausgeprägte Resistenz gegen genotoxische Chemotherapien [12]. Mutationen von *TP53* werden bei 4-37 % der CLL-Patienten gefunden und wurden in einer Reihe von Studien mit einer sehr schlechten Prognose in Verbindung gebracht [13]. Bei den Fällen mit bestätigter del(17p) weist die Mehrheit Mutationen im verbleibenden TP53-Allel auf (>80 %). In Fällen ohne del(17p) sind TP53-Mutationen seltener, haben aber einen ähnlich nachteiligen Effekt auf das Ansprechen auf die Chemotherapie und das Gesamtüberleben [14].

Deletionen des langen Arms von Chromosom 11 (del(11q)) finden sich bei ca. 25 % der Chemotherapie-naiven Patienten mit fortgeschrittenen Krankheitsstadien und bei 10 % der Patienten mit frühen Krankheitsstadien [16]. Diese Deletionen umfassen häufig die Bande 11q23, in der sich das Gen *ATM* befindet, das für die proximale DNA-Schadensreaktionskinase ATM kodiert. Darüber hinaus zeigen Patienten mit einem del(11q)-Klon typischerweise eine ausgeprägte Lymphadenopathie, eine rasche Progression und ein verkürztes Gesamtüberleben [17]. Interessanterweise konnten einige der schlechten prognostischen Eigenschaften von del(11q) durch den Einsatz einer Chemoimmuntherapie überwunden werden [12]. Trisomie 12 wird bei 10-20 % der CLL-Patienten beobachtet und ist mit einer intermediären Prognose verbunden [9]. Die Gene, die an der Pathogenese der CLL mit Trisomie 12 beteiligt sind, sind weitgehend unbekannt.

Durch die Anwendung der Ganz-Exom-Sequenzierung konnte die genomische Landschaft der CLL charakterisiert werden. Zusätzlich zu den oben beschriebenen Chromosomenaberrationen wurden insgesamt 44 wiederkehrend mutierte Gene und 11 wiederkehrende somatische Kopienzahlvariationen identifiziert [7]. Dazu gehören die Gene *NOTCH1, MYD88, TP53, ATM, SF3B1, FBXW7, POT1, CHD2, RPS15, IKZF3, ZNF292, ZMYM3, ARID1A* und PTPN11 [7, 16, 18, 19]. Häufig sind Gene bzw. Proteine involviert, die an der Signalisierung von DNA-Schäden und der DNA-Reparatur beteiligt sind [20]. Interessanterweise sind sowohl del(17p) und del(11q) als auch inaktivierende somatische Mutationen in *TP53* und *ATM* bei Patienten mit sekundärer Resistenz gegen DNA-schädigende Chemotherapie angereichert [16, 18].

Das Epigenom der CLL hat sich als zusätzliches krankheitsdefinierendes Merkmal herausgestellt [21, 22]. Expandierende Populationen von CLL-Zellen diversifizieren sich durch stochastische Veränderungen der DNA-Methylierung, die sogenannten Epimutationen [23]. Die Ergebnisse deuten darauf hin, dass die Integration genetischer, epigenetischer und transkriptioneller Informationen, die auf Einzelzellebene gewonnen werden, es ermöglichen, die Abstammungsgeschichte einzelner CLL-Fälle und ihre Entwicklung unter Therapie zu verfolgen.

Das Überleben von CLL-Zellen hängt von einer permissiven Mikroumgebung ab, die aus zellulären Komponenten wie Makrophagen, T-Zellen oder stromalen follikulären dendritischen Zellen besteht [24-26] die Stimuli für die Aktivierung wichtiger überlebenswichtiger und pro-proliferativer Signalwege in transformierten Zellen liefern. Diese Mikroumgebung produziert verschiedene essenzielle Proteine (Chemokine, Zytokine und angiogene Faktoren), die über entsprechende Oberflächenrezeptoren oder Adhäsionsmoleküle mit den leukämischen Zellen interagieren und das Überleben der CLL-Zellen unterstützen [27-29]. Interessanterweise scheinen einige der neuen Inhibitoren ihre Wirkung auch dadurch zu entfalten, dass sie auf Schlüsselwege von Zellen der Mikroumgebung bei Patienten mit CLL abzielen [30-34].

3. Diagnose und Prognoseabschätzung

3.1. Diagnose

Die neueste Version der iwCLL-Leitlinien [5] enthält klare Empfehlungen zur Feststellung der CLL-Diagnose und wird hier zusammengefasst. In den meisten Fällen wird die Diagnose CLL durch Blutbild, Differentialblutbild, Blutausstrich und Immunphänotypisierung gestellt. Die Klassifikation der Weltgesundheitsorganisation (WHO) für hämatopoetische Neoplasien beschreibt die CLL als leukämisches, lymphatisches Lymphom, das sich von der SLL (kleines lymphatisches Lymphom) nur durch sein leukämisches Erscheinungsbild unterscheidet [8]. Die CLL ist immer eine Erkrankung von neoplastischen B-Zellen, während die früher als T-CLL beschriebene Entität heute als prolymphozytäre T-Zell-Leukämie (T-PLL) bezeichnet wird [8].

Die Diagnose einer CLL erfordert das Vorhandensein von ≥5,0 G B-Lymphozyten/l im peripheren Blut über einen Zeitraum von mindestens 3 Monaten. Die Klonalität der zirkulierenden B-Lymphozyten muss durch Durchflusszytometrie bestätigt werden. Bei den im Blutausstrich gefundenen Leukämiezellen handelt es sich typischerweise um kleine, reife Lymphozyten mit einem schmalen Rand des Zytoplasmas und einem dichten Zellkern ohne erkennbare Nukleoli und mit teilweise aggregiertem Chromatin. Diese Zellen können mit größeren oder atypischen Zellen, gespaltenen Zellen oder Prolymphozyten vermischt sein, Eine B-Zell-Prolymphozyten-Leukämie wird nach der neuen WHO-Klassifikation nicht mehr differenziert. Gumprechtsche Kernschatten oder Smudge-Zellen, die als Zelltrümmer gefunden werden, sind weitere charakteristische morphologische Merkmale der CLL.

Monoklonale B-Lymphozytose [35]

Bei Fehlen von Lymphadenopathie oder Organomegalie (definiert durch körperliche Untersuchung oder CT-Scans), Zytopenien oder krankheitsbezogenen Symptomen wird das Vorhandensein von <5,0 G B-Lymphozyten pro Liter Blut als "monoklonale B-Lymphozytose" (MBL) definiert [8]. Das Vorhandensein einer Zytopenie, die durch ein typisches Knochenmarkinfiltrat verursacht wird, definiert die Diagnose einer CLL unabhängig von der Anzahl der B-Lymphozyten im peripheren Blut oder dem Befall der Lymphknoten. Die MBL scheint sich mit einer Rate von 1-2 % pro Jahr zu einer offenen CLL zu entwickeln [8].

Die Definition der SLL erfordert das Vorhandensein einer Lymphadenopathie und das Fehlen von Zytopenien, die durch ein klonales Knochenmarkinfiltrat verursacht werden. Außerdem sollte die Zahl der B-Lymphozyten im peripheren Blut 5,0 G/l nicht überschreiten. Bei SLL sollte die Diagnose nach Möglichkeit durch die histopathologische Auswertung einer Lymphknotenbiopsie bestätigt werden.

Immunphänotypisierung [35]

CLL-Zellen exprimieren das Oberflächenantigen CD5 zusammen mit den B-Zell-Antigenen CD19, CD20 und CD23. Die Konzentrationen von Oberflächen-Immunglobulin, CD20 und CD79b sind im Vergleich zu normalen B-Zellen charakteristisch niedrig [36-38]. Jeder Klon von Leukämiezellen ist auf die Expression von entweder Kappa- oder Lambda-Immunglobulin-Leichtketten beschränkt [36]. Es sei darauf hingewiesen, dass die Expression von CD5 auch bei anderen malignen lymphatischen Erkrankungen, wie z.B. dem Mantelzell-Lymphom, beobachtet werden kann [39]. Eine kürzlich durchgeführte große Harmonisierungskampagne hat bestätigt, dass ein Panel von CD19, CD5, CD20, CD23, kappa und lambda in der Regel ausreicht, um die Diagnose zu stellen [40]. In Grenzfällen können Marker wie CD43, CD79b, CD81, CD200, CD10 oder ROR1 helfen, die Diagnose zu präzisieren [40].

3.2. Risikostratifizierung, Stadieneinteilung und Indikation zur Behandlung

Es existieren zwei weithin anerkannte klinische Stadieneinteilungssysteme nebeneinander [41, 42]. Die Rai-Klassifikation wurde später modifiziert, um die Anzahl der prognostischen Gruppen von fünf auf drei zu reduzieren [43]. Beide Systeme beschreiben drei große prognostische Gruppen mit diskreten klinischen Resultaten. Diese beiden Klassifizierungssysteme sind einfach und kostengünstig und beruhen auf einer körperlichen Untersuchung und Standardlaboruntersuchungen. Sie erfordern *keine* Ultraschalluntersuchung, Computertomographie oder Magnetresonanztomographie.

Das **Rai-Stadiensystem** definiert eine Erkrankung mit geringem Risiko als Patienten, die eine Lymphozytose mit Leukämiezellen im Blut und/oder Knochenmark (lymphatische Zellen >30 %) aufweisen (früheres Rai-Stadium 0). Patienten mit Lymphozytose, vergrößerten Knoten an irgendeiner Stelle und Splenomegalie und/oder Hepatomegalie (Lymphknoten tastbar oder nicht) werden als Patienten mit mittlerem Risiko definiert (früher als Rai-Stadium I oder Stadium II). Zu den Hochrisikopatienten gehören Patienten mit krankheitsbedingter Anämie (definiert durch einen Hämoglobinwert (Hb) <11 g/dl) (früher Stadium III) oder Thrombozytopenie (definiert durch eine Thrombozytenzahl $<100 \times 10^9$/l) (früher Stadium IV).

Das **Binet-Staging-System** basiert auf der Anzahl der befallenen Areale, die durch das Vorhandensein von vergrößerten Lymphknoten mit einem Durchmesser von mehr als 1 cm oder Organomegalie definiert sind, sowie darauf, ob eine Anämie oder Thrombozytopenie vorliegt. Folgende Gebiete werden berücksichtigt:

- Kopf und Hals, einschließlich des Waldeyer-Rings (dies zählt als ein Gebiet, auch wenn mehr als eine Gruppe von Knoten vergrößert ist).
- Achselhöhlen (der Befall beider Achselhöhlen zählt als ein Gebiet).
- Leisten, einschließlich oberflächlicher Oberschenkelknoten (der Befall beider Leisten zählt als ein Areal).
- Palpable Milz.
- Tastbare Leber (klinisch vergrößert).

Das Binet-Staging-System definiert *Stadium A* als Hb ≥10 g/dl und Thrombozyten ≥100 G/l und bis zu zwei der oben genannten Bereiche; *Stadium B als* Hb ≥10 g/dl und Thrombozyten $\geq 100 \times 10^9$/l und Organomegalie, die größer ist als die für Stadium A definierte (d.h. drei oder mehr Bereiche mit Knoten- oder Organvergrößerung); und *Stadium C als* Hb <10 g/dl und/oder eine Thrombozytenzahl $<100 \times 10^9$/l.

Aufgrund der jüngsten Fortschritte in der CLL-Therapie sind die beiden klinischen Stadieneinteilungssysteme nicht mehr ausreichend, um prognostische Untergruppen zu unterscheiden [44]. Darüber hinaus gibt es eine Fülle von potenziellen Markern, die unabhängig vom klinischen Stadium prognostische Informationen liefern [45], insbesondere einige der oben beschriebenen genetischen und chromosomalen Aberrationen. Um die prognostischen Informationen auf einige wenige klinisch relevante, wesentliche prognostische Parameter zu reduzieren, wurden umfassende prognostische Scores erstellt, die klinische, biologische und genetische Informationen kombinieren [44, 46-48].

Der derzeit wichtigste prognostische Score ist der CLL International Prognostic Index (CLL-IPI) [49]. Er verwendet eine gewichtete Einstufung von fünf unabhängigen prognostischen Faktoren: TP53-Deletion und/oder -Mutation (zusammenfassend als TP53-Dysfunktion bezeichnet), IGHV-Mutationsstatus, Serum-β_2-Mikroglobulin, klinisches Stadium und Alter. Der CLL-IPI trennt vier Gruppen mit unterschiedlichem Überleben nach fünf Jahren. Der prognostische Wert des CLL-IPI wird derzeit im Hinblick auf den Einsatz von zielgerichteten Wirkstoffen neu bewertet.

CLL-IPI-Kategorie	OS nach 5 Jahren	Mögliche klinische Folgen
Geringes Risiko	93,2 %	Nicht behandeln
Mittleres Risiko	79,3 %	Nicht behandeln, außer wenn die Krankheit wirklich symptomatisch ist
Hohes Risiko	63,3 %	Behandlung angezeigt, außer wenn die Krankheit asymptomatisch ist
Sehr hohes Risiko	23,3 %	Wenn Sie behandeln müssen, verwenden Sie keine Chemotherapie, sondern neue Wirkstoffe oder Behandlungen in klinischen Studien.

Tab. 3.1: Die verschiedenen CLL-IPI-Kategorien.

Patienten mit einem niedrigen Binet- (A oder B) oder Rai-Stadium (0-II) und einer asymptomatischen Erkrankung sollten nicht behandelt werden, da die Behandlung von Patienten im Frühstadium der Erkrankung bisher nicht zu einem Überlebensvorteil geführt hat [50-53]. Daher wird eine Frühinterventionstherapie mit Leukämiemedikamenten, einschließlich Signalinhibitoren oder BCL2-Antagonisten, allein oder in Kombination mit monoklonalen Antikörpern, derzeit nicht empfohlen.

Vor kurzem wurde ein System zur Vorhersage der Zeit bis zur ersten Behandlung von CLL-Patienten mit früher, asymptomatischer Erkrankung vorgeschlagen (*International Prognostic Score for Early-stage CLL* [IPS-E]) [54]. Drei Kovariaten, unmutierte I*GHV*-Gene, die absolute Lymphozytenzahl von >15 × 10^9/l und das Vorhandensein tastbarer Lymphknoten wurden kombiniert und sagen ein kumulatives 5-Jahres-Risiko für den Behandlungsbeginn von 8,4 %, 28,4 % bzw. 61,2 % für Patienten mit niedrigem, mittlerem und hohem Risiko voraus. Das IPS-E wird für die Beratung von Patienten mit CLL im Frühstadium hilfreich sein.

In den iwCLL-Leitlinien wurden Kriterien für den Beginn der Therapiedefiniert [55]. Die Entscheidung über die Einleitung einer Behandlung hängt vom Vorliegen einer aktiven/symptomatischen Erkrankung ab. Asymptomatische Patienten mit einer Erkrankung im Frühstadium (Rai 0, Binet A) sollten ohne Therapie überwacht werden, es sei denn, es gibt Hinweise auf ein rasches Fortschreiten der Erkrankung. Bislang konnten Studien zu frühen Krankheitsstadien keinen Nutzen einer frühen therapeutischen Intervention zeigen [50-53].

Wenn die Krankheit fortschreitet oder progredient oder symptomatisch/aktiv ist, sollte eine Behandlung eingeleitet werden. Die iwCLL-Leitlinien [55] definieren eine symptomatische oder aktive Erkrankung anhand der in Tab. 3.2 aufgeführten Kriterien.

Eine Hypogammaglobinämie oder eine monoklonale oder oligoklonale Paraproteinämie stellt für sich genommen keine Grundlage für die Einleitung einer Therapie dar. Es wird jedoch empfohlen, die Veränderung dieser Proteinanomalien zu bewerten, wenn die Patienten behandelt werden. Außerdem können Patienten mit CLL eine deutlich erhöhte Leukozytenzahl aufweisen; eine Leukostase tritt bei CLL-Patienten jedoch selten auf. Daher sollte die absolute Lymphozytenzahl nicht als alleiniger Indikator für die Behandlung verwendet werden.

3.3. Bewertung des Therapieansprechens

Die iwCLL-Leitlinien enthalten eine detaillierte Beschreibung der Bewertung des Ansprechens auf die Behandlung. Ein detaillierter Überblick über diese Ansprechkriterien würde den Rahmen dieses Manuskripts sprengen. Im Wesentlichen lassen sich die folgenden Ansprechkategorien unterscheiden [55]: komplette Remission, partielle Remission, stabile Erkrankung und Progression sowie refraktäre Erkrankung. Darüber hinaus ist die Bewertung der minimalen Resterkrankung (MRD) eine zusätzliche und immer wichtiger werdende Kategorie für die Beurteilung des Ansprechens zumindest in klinischen Studien. In der Routine spielt die MRD-Bestimmung noch keine Rolle.

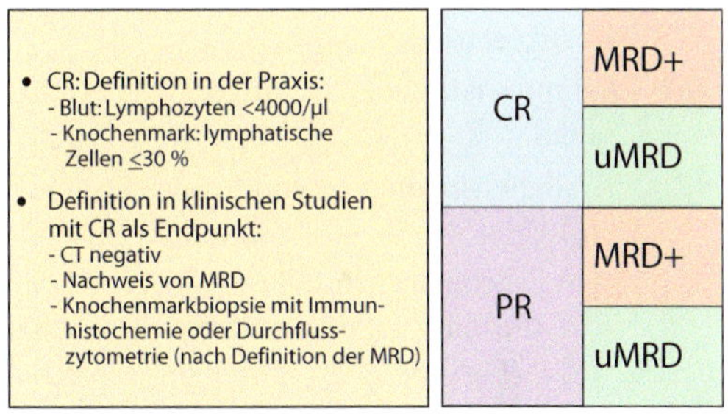

Abb. 3.1: Definition des Ansprechens bei CLL, wie von der iwCLL vorgeschlagen [35]. Bitte beachten Sie, dass die Bewertung der MRD nicht immer Teil der Routinepraxis ist, obwohl dieser Parameter zunehmend zur Bestimmung des Ansprechens auf die Therapie verwendet wird.
uMRD = undetectable /nicht nachweisbare MRD. CR: komplette Remission. PR: partielle Remission.

Messung von MRD im Rahmen klinischer Studien

Mit Hilfe der empfindlichen Multicolor-Durchflusszytometrie, der PCR oder der Sequenzierung der nächsten Generation kann bei vielen Patienten, die ein vollständiges klinisches Ansprechen erreicht haben, eine minimale Resterkrankung (MRD) nachgewiesen werden [56]. Prospektive klinische Studien haben deutliche Hinweise darauf geliefert, dass Therapien, die in der Lage sind, MRD zu beseitigen, in der Regel zu einem besseren langfristigen klinischen Ergebnis führen [57-61]. Interessanterweise unterschied sich das PFS nicht

(1)	Anzeichen eines fortschreitenden Knochenmarkversagens, das sich in der Entwicklung oder Verschlimmerung einer Anämie und/oder Thrombozytopenie äußert. Cut-off-Werte von Hb <10 g/dl oder Thrombozytenzahlen <100.000/µl werden im Allgemeinen als Indikation für eine Behandlung angesehen. Es ist jedoch darauf hinzuweisen, dass bei einigen Patienten Thrombozytenzahlen von <100.000/µl über einen langen Zeitraum stabil bleiben können; diese Situation erfordert nicht automatisch eine therapeutische Intervention.
(2)	Massive (d.h. ≥6 cm unterhalb des linken Rippenrands) oder progressive oder symptomatische Splenomegalie.
(3)	Massive Knoten (d.h. ≥10 cm im längsten Durchmesser) oder progressive oder symptomatische Lymphadenopathie.
(4)	Progressive Lymphozytose mit einem Anstieg von ≥50 % über einen Zeitraum von 2 Monaten oder eine Lymphozytenverdopplungszeit (LDT) von weniger als 6 Monaten. Die LDT kann durch lineare Regressionsextrapolation der absoluten Lymphozytenzahlen (ALC) ermittelt werden, die in Abständen von zwei Wochen über einen Beobachtungszeitraum von 2 bis 3 Monaten ermittelt werden; bei Patienten mit anfänglichen Lymphozytenzahlen von <30.000/µl im Blut kann ein längerer Beobachtungszeitraum zur Bestimmung der LDT erforderlich sein. Andere Faktoren als CLL, die zur Lymphozytose beitragen (z.B. Infektionen, Steroidverabreichung), sollten ausgeschlossen werden.
(5)	Autoimmunkomplikationen einschließlich Anämie oder Thrombozytopenie, die schlecht auf Kortikosteroide ansprechen.
(6)	Symptomatische oder funktionelle extranodale Beteiligung (z.B. Haut, Niere, Lunge, Wirbelsäule).
(7)	Krankheitsbedingte Symptome im Sinne einer der folgenden Definitionen: (a) Unbeabsichtigter Gewichtsverlust ≥10% innerhalb der letzten 6 Monate. (b) Erhebliche Müdigkeit (d.h. ECOG PS 2 oder schlechter; arbeitsunfähig oder unfähig, die üblichen Aktivitäten durchzuführen). (c) Fieber ≥100,5°F oder 38,0°C über 2 oder mehr Wochen ohne Anzeichen einer Infektion. (d) Nächtliche Schweißausbrüche seit ≥1 Monat ohne Anzeichen einer Infektion.

Tab. 3.2: Kriterien zur Definition einer symptomatischen oder aktiven Erkrankung gemäß den iwCLL-Leitlinien [5].

signifikant zwischen MRD-negativen/uMRD CR und MRD-negativen/uMRD PR [62].

Patienten mit <1 CLL-Zelle pro 10.000 Leukozyten im Blut oder Knochenmark werden als Patienten mit nicht nachweisbarer MRD (MRD-neg) Remission definiert. Im Allgemeinen kann das Blut für diese Bewertung herangezogen werden, da in der Regel im Knochenmark eine CLL nachweisbar ist, wenn sie auch im peripheren Blut gefunden wird.

Ein Ansatz zur Nutzung von MRD-Daten für Ergebnisvorhersagen wurde kürzlich mit dem *Continuous Individualized Risk Index* (CIRI) vorgeschlagen [63]. Der CIRI ist in der Lage, das PFS und OS auf der Grundlage des Ausgangs-CLL-IPI und der Therapiewahl vorherzusagen, aber auch anhand von Längsschnittdaten wie dem MRD-Zwischenstatus oder dem MRD-Endstatus, wodurch die Vorhersage anhand des MRD-Ansprechens verfeinert werden kann. Der Algorithmus wurde kürzlich auch für eine Therapie mit Venetoclax und Obinutuzumab mit fester Dauer getestet und validiert [64].

4. Therapie der CLL

4.1. Wirkstoffe bei CLL und ihre Verwendung als Monotherapie

4.1.1. Zytostatika

Der Einsatz von Zytostatika bei der CLL ist verschwindend gering, soll der Vollständigkeit halber hier dennoch erwähnt werden. Die Monotherapie mit **alkylierenden Wirkstoffen** diente als Erstlinientherapie für CLL, und Chlorambucil war über mehrere Jahrzehnte der therapeutische "Goldstandard" [53]. Die Vorteile von Chlorambucil sind die geringe Toxizität, die niedrigen Kosten und die einfache orale Einnahme; die größten Nachteile sind die niedrige bis nicht vorhandene CR-Rate und einige Nebenwirkungen, die nach längerer Anwendung auftreten (verlängerte Zytopenie, Myelodysplasie und sekundäre akute Leukämie).

Drei **Purinanaloga** wurden bei der CLL eingesetzt: Fludarabin, Pentostatin und Cladribin (2-CdA). Fludarabin ist nach wie vor der bei weitem am besten untersuchte Wirkstoff bei CLL. Die Fludarabin-Monotherapie führt im Vergleich zu anderen Behandlungsschemata, die Alkylierungsmittel oder Kortikosteroide enthalten, zu besseren Gesamtansprechraten (OR) [65-67].

Bendamustin wurde erstmals 1963 von Ozegowski und Krebs beschrieben [68]. Es wurde in Ostdeutschland zur Behandlung einer Vielzahl von Krebsarten eingesetzt und war nach 1990 auch in Westdeutschland erhältlich. Später wurde Bendamustin in einer randomisierten Studie mit Chlorambucil verglichen und zeigte ein besseres Ansprechen, aber eine höhere Toxizität und keinen Überlebensvorteil [69].

4.1.2. Anti-CD20-Antikörper

CD20 ist ein aktiviertes, glykosyliertes Phosphoprotein, das auf der Oberfläche von reifen B-Zellen exprimiert wird. Das Protein hat keinen bekannten natürlichen Liganden [70] und seine Funktion ist noch nicht bekannt. Es wird vermutet, dass es als Kalziumkanal in der Zellmembran fungiert. Da CD20 auf den meisten bösartigen B-Zellen exprimiert wird, verbesserte die Einführung des Anti-CD20-Antikörpers Rituximab im Jahr 1998 die Behandlung der meisten CD20-positiven Non-Hodgkin-Lymphome einschließlich der CLL [71]. Einige weiter entwickelte CD20-Antikörper fordern Rituximab heraus und zeigen teilweise eine verbesserte klinische Aktivität [72-74].

Rituximab

Bei CLL ist Rituximab als Einzelwirkstoff weniger wirksam als beim follikulären Lymphom, es sei denn, es werden sehr hohe Dosen verwendet [75, 76]. Im Gegensatz dazu haben sich Kombinationen von Rituximab mit Chemotherapie als sehr wirksame Therapien für CLL erwiesen (siehe unten). Bei CLL ist Rituximab als Einzelwirkstoff weniger wirksam als beim follikulären Lymphom, es sei denn, es werden sehr hohe Dosen verwendet [75, 76]. Im Gegensatz dazu haben sich Kombinationen von Rituximab mit Chemotherapie als sehr wirksame Therapien für CLL erwiesen (siehe unten).

Obinutuzumab (GA101)

Der humanisierte und glykogenierte monoklonale Antikörper Obinutuzumab zeigte *in vitro* beeindruckende Ergebnisse mit höheren Apoptoseraten bei B-Zellen im Vergleich zu Rituximab [77]. Die Humanisierung des parentalen B-Ly1-Maus-Antikörpers und das anschließende Glyco-Engineering führten zu einer höheren Affinität zur Bindung an ein CD20-Typ-II-Epitop, einer erhöhten antikörperabhängigen zellulären Zytotoxizität (ADCC), einer geringeren komplementabhängigen Zytotoxizität (CDC) und einer erhöhten Induktion des direkten Zelltods [78]. Die GAUGUIN-Studie, eine Phase-I/II-Studie, in der Obinutuzumab als Monotherapie bei Patienten mit rezidivierter/refraktärer CLL getestet wurde, zeigte, dass Obinutuzumab ein wirksames Medikament bei CLL ist [79]. Die ORR betrug 62 % (Phase I) bzw. 30 % (Phase II). Das mediane PFS der Phase II betrug 10,7 Monate.

4.1.3. Wirkstoffe, die auf die Signalübertragung in CLL-Zellen und in ihrer Mikroumgebung abzielen

Die B-Zell-Rezeptor (BCR)-Signalübertragung scheint eine wichtige Rolle für das Überleben von CLL-Zellen zu spielen [80, 81]. Verschiedene

Aspekte des BCR wurden als prognostischer Marker bei chronischer lymphatischer Leukämie erkannt, wie der Mutationsstatus variabler Gene der schweren Immunglobulinkette (IGHV) oder die Stereotypie. Die kontinuierliche oder repetitive BCR-Signalübertragung unterstützt das Überleben von CLL-Zellen (siehe [81]). Dies könnte erklären, warum die Hemmung der BCR-Signalübertragung eine neue und wirksame Strategie zur Behandlung der CLL darstellt [82]. Die B-Zell-Rezeptor-Signalübertragung in CLL-Zellen wird durch verschiedene Tyrosinkinasen unterstützt, wie Bruton-Tyrosinkinase (BTK), Spleen-Tyrosinkinase (Syk), ZAP70, Kinasen der Src-Familie (insbesondere Lyn) sowie PI3K [82]. Die gezielte Beeinflussung dieser B-Zell-Rezeptor-assoziierten Kinasen (BAKs), insbesondere von BTK oder PI3K delta, durch spezifische Inhibitoren hat die Therapie von malignen B-Lymphoiden revolutioniert.

4.1.3.1. PI3K-Inhibitoren

Idelalisib

Phosphatidylinositol-3-Kinasen (PI3Ks) der Klasse I regulieren zelluläre Funktionen, die für die Onkogenese relevant sind [83]. Die Expression der PI3K p110 δ-Isoform (PI3Kδ) ist auf Zellen hämatopoetischen Ursprungs beschränkt, wo sie eine Schlüsselrolle bei der Proliferation und dem Überleben von B-Zellen spielt. Bei CLL ist der PI3K-Signalweg konstitutiv aktiviert und abhängig von PI3Kδ [84]. Idelalisib ist ein oraler PI3Kδ-Isoform-selektiver Inhibitor, der die Apoptose in primären CLL-Zellen zeit- und dosisabhängig fördert, ohne Apoptose in normalen T-Zellen oder natürlichen Killerzellen auszulösen und ohne die antikörperabhängige zelluläre Zytotoxizität zu verringern.

In einer Phase-I-Studie wurde Idelalisib bei 54 Patienten mit rezidivierter/refraktärer chronischer lymphatischer Leukämie (CLL) untersucht, die nachteilige Merkmale aufwiesen, darunter eine ausgedehnte Lymphadenopathie (80 %), eine umfangreiche Vortherapie (im Median 5 [Bereich 2-14] vorangegangene Therapien), eine behandlungsrefraktäre Erkrankung (70 %), nicht-mutierter IGHV-Status (91 %) und del17p- und/oder TP53-Mutationen (24 %) [85]. Die Patienten wurden mit 6 Dosisstufen von oralem Idelalisib (50-350 mg ein- oder zweimal täglich) behandelt und blieben unter kontinuierlicher Therapie, während sie einen klinischen Nutzen erzielten. Die am häufigsten beobachteten unerwünschten Ereignisse (UE) vom Grad ≥3 waren Pneumonie (20 %), neutropenisches Fieber (11 %) und Durchfall (6 %). Aufgrund des Toxizitätsprofils von Idelalisib, wie es ich in größeren Studien darstellte, mit schweren Diarrhöen, sowie CMV-reaktivierungen [86], wird diese Substanz heute nachrangig in der Behandlung der CLL eingesetzt.

Duvelisib

Duvelisib ist ein oral verfügbarer Inhibitor sowohl der Delta- als auch der Gamma-Isoform von PI3K. Eine Phase-I-Studie an 49 Patienten mit rezidivierter/refraktärer CLL zeigte eine ORR von 55 %, einschließlich Patienten mit ungünstigen Mutationen [87]. Studiendaten deuten darauf hin, dass das Toxizitätsprofil ähnlich wie bei Idelalisib ist. Duvelisib ist für die Behandlung der CLL nach mindestens zwei vorherigen Therapielinien zugelassen.

Umbralisib

Umbralisib ist ein dualer Inhibitor von PI3Kδ und CK1ε, der in einer frühen Phase-I-Studie in Kombination mit dem CD20-Antikörper Ublituximab eine gute Wirksamkeit bei rezidivierter/refraktärer CLL mit 62 % ORR gezeigt hat [88]. Kürzlich wurde in der UNITY-Studie Umbralisib in Kombination mit Ublituximab (U2-Schema) sowohl bei therapienaiver als auch bei rezidivierter/refraktärer CLL untersucht und ein medianes PFS von 32 Monaten gegenüber 18 Monaten bei therapienaiver CLL nach einer medianen Nachbeobachtungszeit von 36 Monaten berichtet [89].

4.1.3.2. BTK-Inhibitoren

Die Bruton-Tyrosinkinase (BTK) führt über Kinasen der Src-Familie zu einer nachgeschalteten Aktivierung von B-Zell-Überlebenswegen wie NF-κB und MAP-Kinasen [90]. Diese Wege spielen eine wichtige Rolle bei der Signaltransduktion des BCR. BTK-Inhibitoren haben sich zu einer neuen Klasse sehr aktiver Therapeutika bei malignen B-Zell-Tumoren entwickelt [91].

Ibrutinib

Ibrutinib ist ein oral wirksamer, niedermolekularer BTK-Inhibitor, der die Apoptose bei B-Zell-Lymphomen und CLL-Zellen auslöst [90]. In einer der ersten Studien erhielten 56 Patienten mit rezidiviertem oder refraktärem B-Zell-Lymphom und

CLL eskalierende orale Dosen von Ibrutinib nach zwei Schemata: einmal mit 28 Tagen Einnahme und 7 Tagen Pause und einmal mit einmal täglicher kontinuierlicher Einnahme. Die ORR bei 50 auswertbaren Patienten betrug 60 %, darunter 16 % CR. Das mediane PFS bei allen Patienten betrug 13,6 Monate [92].

Danach wurde Ibrutinib bei 85 Patienten mit rezidivierter oder refraktärer CLL oder SLL untersucht, von denen die meisten eine Hochrisikoerkrankung hatten [93]. 51 Patienten erhielten eine Tagesdosis von 420 mg Ibrutinib und 34 eine Dosis von 840 mg. In dieser frühen Studie waren die gemeldeten Nebenwirkungen überwiegend Grad 1 oder 2 und umfassten vorübergehende Diarrhöe, Müdigkeit und Infektionen der oberen Atemwege. Interessanterweise wurden in dieser Studie keine kardiovaskulären Ereignisse oder Blutungen festgestellt, was möglicherweise darauf zurückzuführen ist, dass diese Ereignisse unerwartet auftraten und daher unerkannt blieben. Die ORR war in beiden Dosisgruppen, 420 mg und 840 mg, gleich hoch (71 %). Weitere 20 % bzw. 15 % der Patienten in den beiden Gruppen hatten eine PR mit Lymphozytose. Eine wichtige Erkenntnis war, dass das Ansprechen unabhängig von klinischen und genomischen Risikofaktoren zu sein schien, einschließlich des fortgeschrittenen Krankheitsstadiums, der Anzahl früherer Therapien und des Vorliegens eines del(17p). Nach 26 Monaten lag die geschätzte PFS-Rate bei 75 % und die OS-Rate bei 83 %. Diese Ergebnisse waren insofern ermutigend, als Ibrutinib bei CLL/SLL-Patienten mit rezidivierter, refraktärer oder Hochrisiko-Krankheit zu dauerhaften Remissionen führte.

Ahn et al. berichteten über eine Langzeitbeobachtung von 34 Patienten mit CLL mit TP53-Veränderungen, die im Rahmen einer Phase-II-Studie mit Ibrutinib als Erstlinientherapie behandelt wurden [94]. Nach 6 Jahren Behandlung lag der geschätzte Prozentsatz der Patienten mit progressionsfreiem Überleben und Gesamtüberleben bei 61 % bzw. 79 %. Von den 12 Patienten, die während der Behandlung mit Ibrutinib einen Krankheitsfortschritt erlitten, hatten 4 eine histologische Transformation und 8 eine progressive CLL. Die Daten deuten daraufhin, dass eine BTK-Inhibitor-Monotherapie das Potenzial hat, bei einigen Patienten mit Hochrisiko-TP53-aberranter CLL über längere Zeiträume hinweg zu kontrollieren. Es ist jedoch zu beachten, dass genetische TP53-Aberrationen im Rahmen einer kontinuierlichen BTK-Inhibitor-Monotherapie im Vergleich zu anderen Faktoren ein ungünstiger prognostischer Faktor bleiben [94, 95].

Ibrutinib wurde in einer Phase-III-Studie mit Ofatumumab verglichen [97]. 391 Patienten mit rezidivierter oder refraktärer CLL oder SLL wurden eingeschlossen. Bei einer medianen Nachbeobachtungszeit von 9,4 Monaten verbesserte Ibrutinib das PFS signifikant; die mediane Dauer wurde in der Ibrutinib-Gruppe nicht erreicht (mit einer PFS-Rate von 88 % nach 6 Monaten), im Vergleich zu einem Median von 8,1 Monaten in der Ofatumumab-Gruppe (P<0,001). Ibrutinib verbesserte auch das Gesamtüberleben signifikant (P=0,005). Nach 12 Monaten lag die Gesamtüberlebensrate in der Ibrutinib-Gruppe bei 90 % und in der Ofatumumab-Gruppe bei 81 %.

Wie bei jeder zielgerichteten Krebstherapie folgte auf diesen anfänglichen Erfolg das Auftreten einer **Resistenz gegen Ibrutinib,** deren Mechanismen nun teilweise verstanden sind. In Ganz-Exom-Sequenzierungsstudien bei sechs Patienten mit erworbener Resistenz gegen die Ibrutinib-Therapie wurde bei fünf Patienten eine Cystein-zu-Serin-Mutation in BTK an der Bindungsstelle von Ibrutinib und bei zwei Patienten drei verschiedene Mutationen in PLCγ2 festgestellt [98]. Die *C481S*-Mutation der BTK führt zu einem Protein, das durch Ibrutinib nur reversibel gehemmt wird. Die *R665W*- und *L845F*-Mutationen in PLCγ2 sind beides potenziell funktionssteigernde Mutationen, die zu einer autonomen Aktivität der BCR-stimulierten Signalwege führen.

In einer großen Einzelanalyse an 308 mit Ibrutinib behandelten Patienten wurden die Merkmale ermittelt, die mit dem Abbruch der Ibrutinib-Therapie und den nachfolgenden Ergebnissen in Zusammenhang stehen [99]. Bei Patienten, die die Therapie aufgrund eines Fortschreitens der Erkrankung abbrachen, wurde eine gezielte Deep Sequencing-Untersuchung der Proben zu Beginn der Behandlung und zum Zeitpunkt des Rückfalls durchgeführt. Bei einer medianen Nachbeobachtungszeit von 20 Monaten blieben 232 Patienten unter der Therapie, 31 hatten die Behandlung aufgrund eines Fortschreitens der Erkrankung abgebrochen und 45 hatten sie aus anderen Gründen abgebrochen. Die Krankheitsprogression umfasst die Richter-Transformation (RT) oder eine progressive CLL. Die Sequenzierung von peripherem Blut von 8 Patienten mit RT ergab, dass 2 von ihnen *BTK*-Mutationen aufwiesen, während eine Lymphknotenprobe keine *BTK*- oder *PLCG2*-Mutationen ergab. Die Tiefen-Sequenzierung von 11 Patienten mit CLL-Progression ergab bei allen BTK- oder PLCγ2-Mutationen. Diese Mutationen wurden vor der Behandlung bei keinem der Patienten festgestellt.

Eine spätere Analyse mit einer medianen Nachbeobachtungszeit von 3,4 Jahren ergab eine kumulative Inzidenz der Progression nach 4 Jahren von 19 % [100]. Die karyotypische Komplexität der Ausgangssituation, das Vorhandensein von del(17)(p13.1) und ein Alter von weniger als 65 Jahren waren Risikofaktoren für eine Progression. Bei 85 % der Patienten, die einen Rückfall erlitten, wurden erworbene Mutationen der *BTK* oder *PLCG2* gefunden. Diese Mutationen wurden im geschätzten Median 9,3 Monate vor dem Rückfall entdeckt.

Zusammengenommen unterstreichen diese Ergebnisse die Bedeutung des BCR-Signalwegs für den Wirkmechanismus von Ibrutinib bei CLL. Darüber hinaus können diese Mutationen vor einem klinischen Rückfall entdeckt werden und als Ankerpunkt für zusätzliche, gezielte Interventionen dienen.

Die Langzeitbeobachtung von Patienten, die in mehreren klinischen Studien und Registern mit Ibrutinib behandelt wurden, ergab ein ausgeprägtes Toxizitätsmuster von Ibrutinib. Dies betrifft insbesondere Off-Target-Effekte und Multi-Kinase-Hemmung, die zu einem erhöhten Risiko für Herzrhythmusstörungen, insbesondere Vorhofflimmern (AF), Herzversagen, Blutungen und Bluthochdruck führen [101, 102]. Das Auftreten von Vorhofflimmern, das typischerweise bei älteren Patienten mit CLL auftritt, macht meist eine therapeutische Antikoagulation erforderlich, die das Risiko von Blutungsereignissen erhöhen kann.

Acalabrutinib

Acalabrutinib (ACP-196) ist ein im Vergleich zu Ibrutinib selektiverer, irreversibler BTK-Inhibitor. Er wurde entwickelt, um die Sicherheit und Wirksamkeit von BTK-Inhibitoren zu verbessern. In einer Phase-I- bis Phase-II-Studie wurden 61 Patienten mit rezidivierter CLL mit Acalabrutinib in einer Dosis von 100 bis 400 mg einmal täglich im Dosiseskalationsteil (Phase I) der Studie und 100 mg zweimal täglich im Expansionsteil (Phase II) behandelt [103]. Während des Dosiseskalations-Abschnitts der Studie traten keine dosislimitierenden toxischen Wirkungen auf. Eine aktualisierte und erweiterte Analyse der Studie bestätigte die Wirksamkeit, die Dauerhaftigkeit des Ansprechens und das Sicherheitsprofil von Acalabrutinib [104].

Insgesamt 134 Patienten mit rezidivierter/refraktärer CLL oder SLL erhielten Acalabrutinib 100 mg zweimal täglich über einen Median von 41 Monaten. Die meisten UE waren leicht oder mittelschwer und betrafen am häufigsten Durchfall (52 %) und Kopfschmerzen (51 %). Zu den UE Grad ≥3 (die bei ≥5 % der Patienten auftraten) gehörten Neutropenie (14 %), Lungenentzündung (11 %), Bluthochdruck (7 %), Anämie (7 %) und Diarrhöe (5 %). Vorhofflimmern und schwere Blutungen (alle Grade) traten bei 7 % bzw. 5% der Patienten auf. Die Gesamtansprechrate betrug 94 %; die Ansprechraten waren unabhängig von genomischen Merkmalen (Vorhandensein von del(11q), del(17p), komplexem Karyotyp oder IGHV-Mutationsstatus) ähnlich. Das geschätzte 45-monatige PFS lag bei 62 %. BTK-Mutationen wurden bei 6 von 9 Patienten (67 %) beim Rezidiv nachgewiesen.

Acalabrutinib wurde auch bei 99 Patienten mit therapienaiver CLL untersucht [105] mit einer Dosierung von 200 mg einmal täglich oder 100 mg zweimal täglich bis zur Progression oder Unverträglichkeit untersucht. 57 (62 %) hatten nichtmutierte *IGHV*-Gene und 12 (18 %) *TP53*-Aberrationen. Nach einer medianen Nachbeobachtungszeit von 53 Monaten blieben 85 Patienten in Behandlung; 14 brachen die Behandlung ab, meist wegen UE oder Fortschreiten der Krankheit. Die Gesamtansprechrate lag bei 97 % (7 % komplettes Ansprechen), wobei die Ergebnisse in allen prognostischen Untergruppen ähnlich ausfielen. Aufgrund der verbesserten BTK-Talspiegel bei zweimal täglicher Verabreichung wurden alle Patienten auf zweimal täglich 100 mg umgestellt. Schwerwiegende UE wurden bei 38 Patienten (38 %) gemeldet. Zu den besonders interessanten Ereignissen vom Grad ≥3 gehörten Infektionen (15 %),

Bluthochdruck (11 %), Blutungen (3 %) und Vorhofflimmern (2 %).

In einer Phase-II-Studie zu Acalabrutinib wurden auch bei Patienten mit rezidivierter/refraktärer CLL durchgeführt, die Ibrutinib nicht vertragen und eine anhaltende Krankheitsaktivität aufweisen. In der Studie [106] war Intoleranz definiert als Absetzen von Ibrutinib aufgrund UE Grad 3/4 oder anhaltender/wiederkehrender UE Grad 2 trotz Dosisänderung/Unterbrechung. Sechzig Patienten wurden mit 2 mal 100 mg Acalabrutinib behandelt. Die Gesamtansprechrate auf Acalabrutinib betrug 73 %, und drei Patienten (5 %) erreichten eine komplette Remission. Bei einer medianen Nachbeobachtungszeit von 35 Monaten wurden die mediane progressionsfreie Überlebensrate und die mediane Gesamtüberlebensrate nicht erreicht; die 24-Monats-Schätzungen lagen bei 72 % bzw. 81 %. Die häufigsten Nebenwirkungen von Acalabrutinib waren Durchfall (53 %), Kopfschmerzen (42 %), Prellungen (40 %), Schwindel (33 %), Infektionen der oberen Atemwege (33 %) und Husten (30 %). Die häufigsten Gründe für das Absetzen von Acalabrutinib waren ein Fortschreiten der Erkrankung (23 %) und Nebenwirkungen (17 %).

Acalabrutinib wurde ferner in einer randomisierten, offenen Phase-III-Studie bei rezidivierter/refraktärer CLL untersucht, in der Acalabrutinib als Monotherapie mit Idelalisib plus Rituximab [I-R] oder Bendamustin plus Rituximab (BR) verglichen wurde, je nach Wahl des Prüfarztes [107]. 310 Patienten mit einem Median von zwei vorangegangenen Therapien erhielten eine Acalabrutinib-Monotherapie (n=155) oder eine Therapie nach Wahl des Prüfarztes (n=155; I-R, n=119; BR, n= 36). Nach einer medianen Nachbeobachtungszeit von 16,1 Monaten war das mediane PFS unter Acalabrutinib-Monotherapie signifikant länger (PFS nicht erreicht) als unter der Therapie der Wahl des Prüfarztes (16,5 Monate). Schwerwiegende UE traten bei 29 % der mit Acalabrutinib-Monotherapie behandelten Patienten auf, bei 56 % mit I-R und bei 26 % mit BR. Todesfälle traten bei 10 % (n=15 von 154), 11 % (n=13 von 118) und 14 % (n=5 von 35) der Patienten auf, die eine Acalabrutinib-Monotherapie, I-R bzw. B-R erhielten. Da diese Ergebnisse sehr vielversprechend waren, wurde die Acalabrutinib-Monotherapie für die Behandlung von rezidivierter/refraktärer CLL eingeführt und zugelassen.

Um festzustellen, ob die höhere Spezifität von Acalabrutinib zu einer klinisch bedeutsamen Verringerung der Ibrutinib-bedingten Toxizität führt, wurde eine Phase-III-ELEVATE-RR-Studie bei Patienten mit Hochrisiko-CLL (definiert als Vorhandensein von del17p und/oder del11q) und mindestens einer vorangegangenen Therapielinie durchgeführt. Die Patienten wurden randomisiert und erhielten entweder Ibrutinib (420 mg/d) oder Acalabrutinib (100 mg zweimal täglich) bis zur Unverträglichkeit oder zum Fortschreiten der Krankheit. Die primäre Studienhypothese war die Nicht-Unterlegenheit von Acalabrutinib gegenüber Ibrutinib hinsichtlich des PFS. Zu den wichtigsten sekundären Endpunkten gehörte die kardiovaskuläre Toxizität, einschließlich Vorhofflimmern. Die Studie erreichte ihren primären Endpunkt mit einem medianen PFS von 38,4 Monaten in beiden Armen [108]. Vorhofflimmern/Flattern jeglichen Grades trat bei 16 % der Patienten im Ibrutinib-Arm und bei 9 % im Acalabrutinib-Arm auf (p=0,02). Während Blutungen auch unter Acalabrutinib ein häufiges schweres UE blieben, war ihre relative Häufigkeit deutlich geringer als unter Ibrutinib (38 % gegenüber 51 %), während Bluthochdruck unter Acalabrutinib weniger häufig auftrat (9 % gegenüber 23 %). Somit scheint Acalabrutinib im Vergleich zu Ibrutinib ein günstigeres Toxizitätsprofil aufzuweisen.

Zanubrutinib

Wie Acalabrutinib ist Zanubrutinib ein kovalenter BTK-Inhibitor der zweiten Generation mit höherer Spezifität und weniger Off-Target-Hemmung als Ibrutinib. Er wurde zunächst in einer Phase-I-Studie bei verschiedenen B-Zell-Malignomen getestet [109].

Um einen direkten Vergleich zwischen Ibrutinib und Zanubrutinib anzustellen, wurde die Phase-III-Studie ALPINE durchgeführt, in der Patienten mit rezidivierter/refraktärer CLL mit Zanubrutinib oder Ibrutinib bis zur Unverträglichkeit oder Krankheitsprogression behandelt wurden. Die primäre Hypothese war die Überlegenheit von Zanubrutinib gegenüber Ibrutinib in Bezug auf die ORR, unter Ausschluss der Patienten mit partiellem Ansprechen mit Lymphozytose. Nach einer medianen Nachbeobachtungszeit von 15 Monaten wurde eine statistisch signifikant höhere, modifizierte ORR von 78 % gegenüber 63 % beobachtet [110]. Eine im Voraus geplante, aber amendierte Analyse zeigt zudem ein längeres PFS mit Zanubrutinib im Vergleich zu Ibrutinib mit 7 % Unterschied im PFS, obwohl die Nachbeobachtungszeit kurz war [110]. Vorhofflimmern trat unter Zanubrutinib seltener auf als unter Ibrutinib (3 % gegenüber 10 %), während die Raten für Blutungen oder Bluthochdruck nicht unterschiedlich waren (2-9 % gegenüber 3,9 %; 17 % gegenüber 11 %). Insgesamt belegen die bisherigen Studien eine hohe Aktivität von Zanubrutinib und weisen auf eine geringere Rate an Vorhofflimmern als bei Ibrutinib hin.

Die Phase-III-Studie SEQUOIA untersucht Zanubrutinib bei zuvor unbehandelter CLL und vergleicht es mit Bendamustin-Rituximab. Nach ca. zwei Jahren Beobachtungszeit zeigt sich eine deutliche längere Zeit bis zum Rezidiv oder Tod unter der Therapie mit Zanubrutinib im Vergleich zu BR [111].

Patienten mit del(17p) wurden nicht in diesen Teil der SEQUOIA-Studie randomisiert, sondern in einen separaten Arm C aufgenommen, in dem die Patienten mit Zanubrutinib-Monotherapie behandelt wurden. Bericht über 109 Patienten, die in Arm C eingeschlossen waren, zeigte eine ORR von 95 % und kein medianes PFS nach 18 Monaten Follow-up [112].

Pirtobrutinib

Pirtobrutinib (LOXO-305) ist ein hoch selektiver, aber reversibler (nicht kovalenter) BTK-Inhibitor, der auch bei Patienten mit einer *C481S*-Mutation der BTK wirksam ist. In einer kürzlich durchgeführten Phase-I/II-Studie wurden 323 Patienten mit zuvor behandelten B-Zell-Malignomen mit Pirtobrutinib in sieben Dosisstufen (25 mg, 50 mg, 100 mg, 150 mg, 200 mg, 250 mg und 300 mg einmal täglich) behandelt [113]. Es wurden keine dosislimitierenden Toxizitäten gemeldet, und die maximal verträgliche Dosis wurde nicht erreicht. Die Studie wurde mit einer empfohlenen Phase-II-Dosis von 200 mg/Tag fortgesetzt. UE, die bei mindestens 10 % von 323 Patienten auftraten, waren Müdigkeit (65 [20 %]), Durchfall (55 [17 %]) und Prellungen (42 [13 %]). Das häufigste UE des Grades 3 oder höher war eine Neutropenie (32 [10 %]). Von besonderer Bedeutung ist, dass in der Studie kein Vorhofflimmern oder -flattern des Grades 3 gemeldet wurde. Eine Blutung des Grades 3 wurde bei einem Patienten im Zusammenhang mit einem mechanischen Trauma beobachtet. Nur fünf (1 %) Patienten brachen die Behandlung aufgrund eines behandlungsbedingten UE ab. Bei 121 hinsichtlich ihrer Wirksamkeit auswertbaren CLL- oder SLL-Patienten, die vor der Studie einen kovalenten BTK-Inhibitor erhalten hatten, lag die ORR mit Pirtobrutinib bei 62 %. Die Gesamtansprechrate war bei CLL-Patienten mit vorheriger Resistenz gegen einen kovalenten BTK-Inhibitor (53 [67 %] von 79), Intoleranz gegenüber einem kovalenten BTK-Inhibitor (22 [52 %] von 42), *BTK-C481*-Mutation (17 [71 %] von 24) und *BTK*-Wildtyp (43 [66 %] von 65) ähnlich. Die Ergebnisse deuten darauf hin, dass reversible BTK-Inhibitoren wie Pirtobrutinib einen wachsenden ungedeckten Bedarf für Patienten mit Unverträglichkeit oder Resistenz gegenüber herkömmlichen BTK-Inhibitoren decken könnten.

Phase-III-Studien zum Vergleich der Monotherapie mit BTK-Inhibitoren mit Kombinationstherapien

Ibrutinib plus Anti-CD20-Antikörper

In mehreren Phase-III-Studien wurden zielgerichtete Wirkstoffe (allein oder in Kombination) mit der herkömmlichen Chemoimmuntherapie verglichen (☞ Tab. 3.2). Die RESONATE-2-Studie etablierte die Ibrutinib-Monotherapie als Erstlinienoption bei Patienten mit CLL, indem sie eine signifikante Verbesserung des Überlebens zeigte [114]. Die Ergebnisse waren beeindruckend, insbesondere bei CLL-Patienten mit Hochrisikogenetik. Allerdings wurde die Kontrollgruppe (Chlorambucil-Monotherapie) nicht mehr als ausreichend wirksam angesehen. Daher wurde in neueren Studien Ibrutinib mit wirksameren Therapien verglichen.

Die ECOG-ACRIN-Intergruppenstudie E1912 verglich eine unbefristete Behandlung mit Ibrutinib mit Fludarabin, Cyclophosphamid und Rituximab (FCR) [115]. 529 Patienten mit zuvor unbehandelter CLL im Alter von 70 Jahren oder jünger wurden nach dem Zufallsprinzip (Verhältnis 2 : 1) entweder sechs Zyklen lang mit Ibrutinib und Rituximab (nach einem einzigen Zyklus mit Ibrutinib allein), gefolgt von Ibrutinib bis zum Fortschreiten der Krankheit, oder sechs Zyklen FCR-

Chemoimmuntherapie behandelt. Die Ergebnisse der PFS-Analyse sprachen für Ibrutinib-Rituximab gegenüber der Chemoimmuntherapie (89,4 % vs. 72,9 % nach 3 Jahren), ebenso wie die Analyse des Gesamtüberlebens (98,8 % vs. 91,5 % nach 3 Jahren). Bei Patienten ohne IGHV-Mutationen führte Ibrutinib-Rituximab zu einem besseren PFS als die Chemoimmuntherapie (90,7 % vs. 62,5 % nach 3 Jahren). Das 3-Jahres-PFS bei Patienten mit IGHV-Mutationen war in beiden Gruppen ähnlich. Die Inzidenz von UE des Grades 3 oder höher war in beiden Gruppen ähnlich. Infektiöse Komplikationen des Grades 3 oder höher traten bei Ibrutinib-Rituximab seltener auf als bei der Chemoimmuntherapie (10,5 % vs. 20,3 %).

Diese wichtige Studie hat zu einer Neubewertung der Empfehlungen für die Erstlinientherapie bei jungen, fitten CLL-Patienten geführt, da das PFS und OS durch Ibrutinib in den meisten Untergruppen verbessert wurde, außer bei Patienten mit IGHV-Mutationen. Die relativ kurze Nachbeobachtungszeit und die sehr geringe Zahl von Ereignissen rechtfertigen jedoch weiterhin eine gewisse Vorsicht. Darüber hinaus wurde in der FCR-Gruppe eine überraschend hohe Zahl früher Todesfälle durch CLL beobachtet, was die Frage nach einer geeigneten Zweitlinientherapie aufwirft. Eine längere Nachbeobachtungszeit ist erforderlich, um die Empfehlung für den Erstlinieneinsatz von Ibrutinib bei fitten, jungen Patienten mit CLL zu festigen.

Woyach et al. verglichen Ibrutinib allein oder in Kombination mit Rituximab mit einer Erstlinientherapie mit Bendamustin und Rituximab (BR) bei Patienten mit CLL ≥65 Jahren [95]. Die Studie zeigte ein besseres PFS für Ibrutinib und IR im Vergleich zu BR. Die Zugabe von Rituximab zu Ibrutinib führte nicht zu einer Verlängerung des PFS. Bei Patienten mit mutiertem IGHV-Status wurde kein signifikanter PFS-Vorteil beobachtet. Ein Vorteil für das Gesamtüberleben wurde in keiner der Gruppen festgestellt.

In der ILLUMINATE-Studie wurde Clb-G gegenüber einer Kombination aus Ibrutinib und Obinutuzumab bei älteren und komorbiden Patienten getestet [117]. Diese Kombination hatte in einer Phase-II-Studie vielversprechende Ergebnisse mit MRD-negativen Reaktionen gezeigt [118]. Die ILLUMINATE-Studie ergab einen signifikanten PFS-Vorteil für die Kombination von Ibrutinib und Obinutuzumab gegenüber Clb-G. Da die Studie keinen Ibrutinib-Monotherapie-Arm enthielt, bleibt der Nutzen der Kombination von Obinutuzumab mit Ibrutinib unklar.

Acalabrutinib plus Obinutuzumab

Eine kürzlich durchgeführte Analyse und Phase-Ib/II-Studie lieferte einige Argumente für die Kombination von Acalabrutinib und Obinutuzumab [119] bei 19 therapienaiven und 26 rezidivierten/refraktären CLL-Patienten, die bis zum Fortschreiten der Erkrankung mit Acalabrutinib (100 mg zweimal täglich) und Obinutuzumab (Zyklus 1: 100 mg Tag 1, 900 mg Tag 2, 1000 mg Tage 8 und 15; Zyklen 2-6: 1.000 mg Tag 1) behandelt wurden. UE vom Grad 3/4 traten bei 71% der Patienten auf. Die Gesamtansprechraten betrugen 95 % (behandlungsnaiv) und 92 % (rezidiviert/refraktär). Zweiunddreißig Prozent der therapienaiven und 8 % der rezidivierten/refraktären Patienten erreichten eine komplette Remission. Nach 36 Monaten waren 94 % (nicht behandelte) und 88 % (rezidivierte/refraktäre) Patienten progressionsfrei. Diese Ergebnisse unterstützen die Bewertung dieser Kombination in größeren Vergleichsstudien bei CLL.

Die ELEVATE-TN-Studie verglich Acalabrutinib (100 mg zweimal täglich) mit oder ohne Obinutuzumab gegen Chlorambucil mit Obinutuzumab bei 535 Patienten mit therapienaiver CLL (im Alter von 65 Jahren oder älter oder jünger als 65 Jahre mit einer Kreatinin-Clearance von 30-69 ml/min oder CIRS >6) [120]. Wichtig ist, dass Patienten mit signifikanten kardiovaskulären Erkrankungen ausgeschlossen wurden und eine gleichzeitige Behandlung mit Warfarin oder äquivalenten Vitamin-K-Antagonisten verboten war. Die Behandlungen wurden in 28-tägigen Zyklen verabreicht. Um infusionsbedingte Reaktionen zu reduzieren, wurde Acalabrutinib einen Zyklus lang vor der Verabreichung von Obinutuzumab verabreicht. Bei einer medianen Nachbeobachtungszeit von 28,3 Monaten war das mediane PFS mit Acalabrutinib-Obinutuzumab und Acalabrutinib-Monotherapie länger als mit Obinutuzumab-Chlorambucil (median nicht erreicht mit Acalabrutinib und Obinutuzumab gegenüber 22,6 Monaten mit Obinutuzumab; und nicht erreicht mit Acalabrutinib-Monotherapie gegenüber 22,6 Monaten mit

Obinutuzumab). Das geschätzte PFS nach 24 Monaten betrug 93 % mit Acalabrutinib-Obinutuzumab, 87 % mit Acalabrutinib-Monotherapie und 47 % mit Obinutuzumab-Chlorambucil. Das häufigste UE von Grad 3 oder höher in allen Gruppen war eine Neutropenie (30 % in der Acalabrutinib-Obinutuzumab-Gruppe, 9 % in der Acalabrutinib-Gruppe und 41 % in der Obinutuzumab-Chlorambucil-Gruppe). Infusionsreaktionen traten in der Acalabrutinib-Obinutuzumab-Gruppe (13 %) seltener auf als in der Obinutuzumab-Chlorambucil-Gruppe (40 %). Diese Ergebnisse führten zur kürzlichen Zulassung von Acalabrutinib (allein oder in Kombination mit Obinutuzumab) als Erstlinienbehandlung der symptomatischen CLL.

4.1.4. Bcl-2-Hemmer

Proteine der B-Zell-Lymphom 2 (Bcl-2)-Familie sind wichtige Regulatoren des apoptotischen Prozesses [121]. Die Bcl-2-Familie umfasst proapoptotische und prosurvivale Proteine. Die Verschiebung des Gleichgewichts zugunsten der letzteren ist ein bekannter Mechanismus, mit dem sich Krebszellen der Apoptose entziehen. Bcl-2, das Gründungsmitglied dieser Proteinfamilie, wird durch das *BCL2*-Gen kodiert, das ursprünglich bei follikulären Lymphomen als Protein in Translokationen mit den Chromosomen 14 und 18 beschrieben wurde [122].

Venetoclax

Venetoclax ist ein BH3-mimetisches Medikament, das die Funktion des Bcl-2-Proteins blockiert [123]. Venetoclax hemmt das Wachstum von BCL-2-abhängigen Tumoren *in vivo*, verschont aber die menschlichen Blutplättchen. Eine einmalige orale Gabe von Venetoclax bei drei Patienten mit refraktärer chronischer lymphatischer Leukämie führte innerhalb von 24 Stunden zur Tumorlyse [123]. Daher wurde ein Dosiseskalations-Schema eingeführt, um diese Vorfälle zu verhindern [124] mit einem wöchentlichen Dosissteigerungsschema (20, 50, 100, 200, 400 mg) über 4-5 Wochen. Danach sollten die Patienten täglich 400 mg kontinuierlich einnehmen, bis die Krankheit fortschreitet oder Nebenwirkungen auftreten [125]. In einer Phase-I/II-Studie erhielten 56 Patienten Venetoclax in einer von acht Dosisgruppen, die von 150 bis 1200 mg pro Tag reichten [126]. In einer Erweiterungskohorte wurden 60 weitere Patienten mit Venetoclax behandelt, wobei die Dosis schrittweise auf bis zu 400 mg pro Tag erhöht wurde. Die Mehrzahl der Patienten war bereits mehrfach behandelt worden, und 89 % hatten eine schlechte klinische oder genetische Prognose. Venetoclax war in allen Dosisstufen wirksam. Ein klinisches Tumorlyse-Syndrom trat bei 3 von 56 Patienten in der Dosiseskalations-Kohorte auf, einer davon mit Todesfolge. Nach Anpassung des Dosis-Eskalationsschemas trat das klinische Tumorlyse-Syndrom bei keinem der 60 Patienten in der Expansionskohorte auf. Zu den anderen toxischen Wirkungen gehörten leichte Diarrhöe (bei 52 % der Patienten), Infektionen der oberen Atemwege (bei 48 %), Übelkeit (bei 47 %) und Neutropenie der Grade 3 oder 4 (bei 41 %). Eine maximal verträgliche Dosis wurde nicht ermittelt. Von den 116 Patienten, die Venetoclax erhielten, sprachen 92 (79 %) an. Die Ansprechraten reichten von 71 bis 79 % bei Patienten in Untergruppen mit einer ungünstigen Prognose, einschließlich Patienten mit einer Resistenz gegen Fludarabin oder del(17p) oder nicht mutiertem IGHV. Eine CR trat bei 20 % auf, darunter 5 % MRD-negative Remissionen. Das geschätzte 15-monatige PFS für die 400-mg-Dosisgruppen lag bei 69 %.

Eine weitere Studie wurde mit 107 CLL-Patienten mit rezidivierter oder refraktärer del(17p)-CLL durchgeführt [125]. Bei einer medianen Nachbeobachtungszeit von 12,1 Monaten wurde bei 85 Patienten (79,4 %) ein Gesamtansprechen nach unabhängiger Prüfung erreicht. Die häufigsten UE vom Grad 3-4 waren Neutropenie (40 %), Infektion (20 %), Anämie (18 %) und Thrombozytopenie (15 %). Schwerwiegende UE traten bei 55 % der Patienten auf, wobei die häufigsten (≥5 % der Patienten) Pyrexie und autoimmunhämolytische Anämie (jeweils 7 %), Pneumonie (6 %) und febrile Neutropenie (5 %) waren. 11 Patienten starben im Rahmen der Studie innerhalb von 30 Tagen nach der letzten Venetoclax-Dosis; sieben aufgrund eines Fortschreitens der Krankheit und vier aufgrund eines UE (von denen keines als behandlungsbedingt eingestuft wurde). Zusammengenommen zeigen die Ergebnisse der beiden Studien, dass die Venetoclax-Monotherapie bei Patienten mit rezidivierter oder refraktärer del(17p)-CLL wirksam und gut verträglich ist und eine neue Therapieoption für diese Patientengruppe mit sehr schlechter Prognose darstellt.

4.1.5. Zelluläre Therapien: Stammzelltransplantation und CART-Zellen

Die allogene Stammzelltransplantation kann als eine Therapieoption in Betracht gezogen wird, wenn eine oder zwei zielgerichtete Therapien nicht erfolgreich waren und wenn eine Hochrisikosituation, z.B. mit *TP53*-Veränderung vorliegt [127]. Es ist wichtig zu beachten, dass die allogene Stammzelltransplantation mit erheblichen Risiken und Komplikationen verbunden ist und daher sorgfältig abgewogen werden sollte. Die autologe Stammzelltransplantation spielt bei der CLL heute keine Rolle mehr, da die höher dosierte Chemotherapie die Therapierefraktärität der Hochrisiko-CLL nicht überkommen kann.

Da die Behandlung von CLL hat in den letzten Jahren erhebliche Fortschritte gemacht, und mittlerweile mehrere zielgerichtete Therapien und Immuntherapieoptionen zur Verfügung stehen, sollte die allogene Stammzelltransplantation in Betracht gezogen werden, wenn in der Regel diese modernen Behandlungsansätze fast ausgeschöpft sind. Die Entscheidung für eine allogene Stammzelltransplantation sollte daher individuell und unter Berücksichtigung der spezifischen Umstände des Patienten getroffen werden.

In Zukunft evtl. vielversprechender erscheinen CART-Zell-Therapien. CART-Zellen, sind eigene T-Lymphozyten, die mit Hilfe eines Vektors transfiziert wurden und einen **chimären Antigenrezeptor (CAR) mit Spezifität für das B-Zell-Antigen CD19** exprimieren; daran gekoppelt ist zusätzlich CD137 (ein ko-stimulatorischer Rezeptor in T-Zellen [4-1BB]) und CD3-zeta (eine Signaltransduktionskomponente des T-Zell-Antigenrezeptors.

Eine Anti-CD19-CART-Zelltherapie wurde bei 24 CLL-Patienten angewendet, die zuvor Ibrutinib erhalten hatten [128]. Die Patienten erhielten eine lymphdepletierende Chemotherapie und Anti-CD19-CART-Zellen in einer von drei Dosierungen (2×10^5, 2×10^6 oder 2×10^7 CART-Zellen/kg). Vier Wochen nach der CART-Zell-Infusion lag die Gesamtansprechrate bei 71 % (17 von 24). Bei 19 dieser Patienten, die neu eingeteilt wurden, lag die Gesamtansprechrate vier Wochen nach der Infusion bei 74 % (CR, 4/19, 21 %; PR, 10/19, 53 %), und bei 15/17 Patienten (88 %), die vor der Behandlung mit CART-Zellen an Knochenmark erkrankt waren, wurde nach der Behandlung mit CART-Zellen mittels Durchflusszytometrie keine Erkrankung mehr festgestellt, und bei sieben Patienten (58 %) wurden keine malignen IGH-Sequenzen im Knochenmark nachgewiesen. Das Fehlen des bösartigen IGH-Klons im Knochenmark von Patienten mit CLL, die nach den IWCLL-Kriterien ansprachen, war mit einem 100%igen PFS und Gesamtüberleben verbunden (median 6,6 Monate Follow-up).

Eine längere Nachbeobachtung der Anti-CD19-CART-Zelltherapie bei Patienten mit rezidivierter oder refraktärer CLL [129] berichtete zu 32 von 42, die mit einer niedrigen (5×10^7) oder hohen (5×10^8) Dosis von CART-19 behandelt wurden, ein Gesamtansprechen von 44 %. Das mediane Gesamtüberleben (OS) nach median 31,5 Monaten Beobachtungszeit aller Patienten betrug 64 Monate; es gab keinen statistisch signifikanten Unterschied zwischen den Gruppen mit niedriger und hoher Dosierung (P=0,84). Unabhängig von der Dosis wurde bei den Patienten, die eine CR erreichten, ein längeres Überleben beobachtet als bei denen, die keine CR erreichten (P=0,035), wobei das mediane OS bei den Patienten mit CR nicht erreicht wurde, während es bei denen ohne CR 64 Monate betrug. Das mediane PFS betrug 40,2 Monate bei den Patienten mit CR und 1 Monat bei den Patienten ohne CR. Die Toxizität war in beiden Dosisgruppen vergleichbar. Die Ergebnisse zeigen, dass das Erreichen einer CR nach CART-19-Infusion mit einem längeren OS und PFS bei Patienten mit rezidivierter CLL verbunden ist. Mehrere andere CART-Konstrukte werden derzeit für die Behandlung von CLL entwickelt. Aktuell wurden in der TRANSCEND-CLL 004-Studie die ersten Ergebnisse von Patienten mit rezidivierter/refraktärer CLL veröffentlicht, die entweder mit Liso-Cel als Monotherapie in gleicher Dosierung von CD8+- und CD4+-CART-Zellen (23 Patienten) oder mit Liso-Cel in Kombination mit Ibrutinib behandelt wurden, um das Engrafting durch die BTK-Inhibitoren zu verbessern (19 Patienten). In beiden Kohorten wurde eine ORR von mehr als 90 % berichtet, und bei mehr als 70 % der auswertbaren Patienten wurde eine uMRD beobachtet [130].

Insgesamt unterstreichen diese Beobachtungen das Potenzial von CD19-CART-Zellen bei CLL, aber es müssen noch umfangreichere klinische

Studien durchgeführt werden, bevor diese Modalität auf breiterer Basis oder außerhalb klinischer Studien für rezidivierte oder refraktäre Patienten mit CLL empfohlen werden kann.

Grundsätzlich wurden einige der wichtigsten Fortschritte in der CLL-Behandlung durch den kombinierten Einsatz verschiedener Behandlungsmodalitäten erzielt. In den folgenden Abschnitten werden die wichtigsten Ergebnisse zusammengefasst, die mit verschiedenen Arzneimittelkombinationen bei der CLL erzielt wurden.

4.2. Kombinationstherapien

Einer der wichtigsten Grundsätze bei der Entwicklung effizienterer Behandlungen der CLL war die Verwendung von Arzneimittelkombinationen mit synergistischer oder zumindest additiver Wirksamkeit, aber nicht überlappender Toxizität. Dieses Prinzip wurde kürzlich auf die Verwendung zielgerichteter Wirkstoffe ausgeweitet, die in der Regel keine identischen Toxizitätsprofile aufweisen und eine langfristige Kontrolle der CLL nach einer kurzen, zeitlich begrenzten Behandlung mit den wirksamsten Inhibitoren versprechen [131, 132].

4.2.1. Chemoimmuntherapie

4.2.1.1. Chemoimmuntherapie mit Rituximab

Da präklinische Studien Hinweise auf eine Synergie zwischen Rituximab und Zytostatika, wie Fludarabin zeigten [133], wurden **Rituximab-Kombinationen mit Fludarabin** in Phase-II-Studien untersucht. In einer Phase-II-Studie, die am MD Anderson Cancer Center an 300 Patienten mit zuvor unbehandelter CLL durchgeführt wurde, erzielte **Rituximab plus Fludarabin/Cyclophosphamid (FCR)** eine Gesamtansprechrate von 95 %, mit CR in 72 %, nPR in 10 %, PR aufgrund von Zytopenie in 7 % und PR aufgrund von Restkrankheit in 6 % [134]. Die Gesamtüberlebensrate und das versagensfreie 6-Jahres-Überleben lagen bei 77 % bzw. 51 %. Die mediane Zeit bis zur Progression betrug 80 Monate.

Diese Ergebnisse veranlassten die GCLLSG zur Durchführung einer randomisierten Studie, des CLL8-Protokolls [12]. 817 Patienten (mittleres Alter 61 Jahre) mit guter körperlicher Fitness wurden nach dem Zufallsprinzip einer sechsmaligen Behandlung mit Fludarabin plus Cyclophosphamid (FC) (n=409) oder **FC plus Rituximab (FCR)** (n=408) zugeteilt. 64 % befanden sich im Binet-Stadium B, 32 % im Binet-Stadium C und 5 % im Binet-Stadium A. FCR führte zu einer höheren OR-Rate als FC (92,8 gegenüber 85,4 %) und zu mehr CR (44,5 gegenüber 22,9) ($p<0{,}001$). Das PFS nach 2 Jahren betrug 76,6 % in der FCR-Gruppe und 62,3 % in der FC-Gruppe ($p<0{,}01$). Bei der FCR-Behandlung traten häufiger Neutropenien CTC-Grad 3 und 4 auf (FCR 34 %; FC 21 %), während andere Nebenwirkungen nicht häufiger auftraten. Die behandlungsbedingte Mortalität lag bei 2,0 % in der FCR- und 1,5 % in der FC-Gruppe. Eine systematische Analyse der prognostischen Faktoren, einschließlich der molekularen Zytogenetik, zeigte, dass der positive Effekt der FCR für die meisten prognostischen Untergruppen galt. Allerdings verbesserte die FCR das Überleben von Patienten mit einem del(17p) nicht. In aktuelleren Auswertungen der CLL8-Studie und der MD Anderson-Patientenkohorte, die mit FCR behandelt wurde, wurde ein sehr gutes Ergebnis für bestimmte Untergruppen von Patienten nachgewiesen, insbesondere für Patienten mit mutiertem *IGVH*, del(13q), Trisomie 12 oder del(11q) oder für Patienten, die eine MRD-negative Remission erreichen [135, 136]. Diese Patienten schienen nach der FCR-Behandlung sehr dauerhafte Remissionen und eine sehr gute Gesamtüberlebensrate zu erzielen. In der MD Anderson-Studie wurde bei Patienten mit IGHV-M ein Plateau auf der PFS-Kurve festgestellt, wobei bei 42 Patienten nach 10,4 Jahren kein Rückfall mehr auftrat [135].

Aufgrund der schlechteren Verträglichkiet der FCR-Kombination bei älteren Patienten (s.u.) [137] kam vor dem Einsatz der Ziel-gerichteten Therapien die Kombination von **Bendamustin** mit **Rituximab (BR)** breit zum Einsatz.

Das BR-Schema wurde auch als Erstlinientherapie bei 117 Patienten mit CLL untersucht [138]. Bendamustin wurde in einer Dosis von 90 mg/m² an Tag 1 und 2 in Kombination mit 375 mg/m² Rituximab an Tag 0 des ersten Kurses und 500 mg/m² an Tag 1 während der folgenden Kurse für bis zu sechs Kurse verabreicht. Insgesamt erhielten 117 Patienten im Alter von 34 bis 78 Jahren, 46,2 % der Patienten im Binet-Stadium C und 25,6 % der Patienten im Alter von 70 Jahren oder älter eine BR-

Chemoimmuntherapie zur Erstlinienbehandlung der CLL. Die Gesamtansprechrate lag bei 88,0 % mit einer vollständigen Ansprechrate von 23,1 % und einer partiellen Ansprechrate von 64,9 %. Nach einer medianen Beobachtungszeit von 27,0 Monaten betrug das mediane ereignisfreie Überleben 33,9 Monate, und 90,5 % der Patienten waren noch am Leben. Schwere Infektionen Grad 3 oder 4 traten bei 7,7 % der Patienten auf. UE Grad 3 oder 4 für Neutropenie, Thrombozytopenie und Anämie wurden bei 19,7 %, 22,2 % bzw. 19,7 % der Patienten dokumentiert.

Auf der Grundlage dieser Informationen wurde die **CLL10-Studie** der GCLLSG konzipiert, um BR mit FCR zu vergleichen, die jeweils sechs Zyklen lang als Frontline-Therapie für fitte Patienten mit CLL ohne del(17p) [137]. 561 Patienten wurden in die Intention-to-Treat-Population aufgenommen, 282 Patienten in die FCR-Gruppe und 279 in die BR-Gruppe. Nach einer medianen Beobachtungszeit von 37,1 Monaten betrug das mediane PFS 41,7 Monate mit BR und 55,2 Monate mit FCR, was zeigt, dass BR der FCR unterlegen war. Auch die Zahl der Patienten, die ein MRD-negatives Ansprechen erreichten, war bei der FCR höher als bei der BR. Andererseits wurden schwere Neutropenien und Infektionen während der Studie häufiger mit FCR beobachtet (235 [84 %] von 279 gegenüber 164 [59 %] von 278 bzw. 109 [39 %] gegenüber 69 [25 %]). Die erhöhte Häufigkeit infektiöser Komplikationen bei FCR war bei Patienten über 65 Jahren stärker ausgeprägt.

Alemtuzumab und Mitoxantron wurden der FCR hinzugefügt, um die Wirksamkeit dieser Therapie weiter zu verbessern [140, 141]. Da beide Schemata eine begrenzte Verbesserung der therapeutischen Wirksamkeit, aber eine erhebliche Zunahme der Toxizität zur Folge hatten, haben sich weitere intensive Kombinationen in der Praxis nicht weiter durchgesetzt.

4.2.1.2. Chemoimmuntherapie mit Obinutuzumab

Das CLL11-Protokoll der GCLLSG untersuchte Chemoimmuntherapien mit Anti-CD20-Antikörpern in Kombination mit einer milderen chemotherapeutischen Komponente, Chlorambucil (CLB), bei zuvor unbehandelten CLL-Patienten mit Komorbiditäten [142]. Der Grundgedanke dieser Studie beruhte auf den ermutigenden Ergebnissen von Phase-II-Studien, in denen CLB in Kombination mit Rituximab (RCLB) [143, 144] und auf der Run-in-Phase der CLL11-Studie, in der Patienten mit CLL mit erhöhter Komorbidität mit einer Kombination aus CLB und Obinutuzumab behandelt wurden [145]. In der CLL11-Studie wurden 781 Patienten mit zuvor unbehandelter CLL und einer Punktzahl von mehr als 6 auf der *Cumulative Illness Rating Scale* (CIRS) (Bereich 0 bis 56, wobei höhere Punktzahlen einen schlechteren Gesundheitszustand anzeigen) oder einer geschätzten Kreatinin-Clearance von 30 bis 69 ml pro Minute für die Behandlung mit CLB, Obinutuzumab plus CLB oder Rituximab plus CLB (R-CLB) ausgewählt. Die Patienten waren im Median 73 Jahre alt, hatten eine Kreatinin-Clearance von 62 ml/min und einen CIRS-Score von 8 bei Studienbeginn. Die Behandlung mit Obinutuzumab-CLB oder R-CLB führte im Vergleich zur CLB-Monotherapie zu einer signifikanten Erhöhung der Ansprechraten und einer Verlängerung des PFS (medianes PFS, 26,7 Monate mit Obinutuzumab-CLB gegenüber 11,1 Monaten mit CLB allein; 16,3 Monate mit R-CLB; $P<0{,}001$). Die Behandlung mit Obinutuzumab-CLB führte im Vergleich zu CLB allein zu einer Verlängerung des OS ($P=0{,}002$). Die Behandlung mit Obinutuzumab-CLB führte im Vergleich zu R-CLB zu einer Verlängerung des PFS und zu höheren Raten an vollständigem Ansprechen (20,7 % vs. 7,0 %) und molekularem Ansprechen. Wichtig ist, dass die abschließende Analyse der CLL11-Studie einen signifikanten OS-Vorteil von Obinutuzumab im Vergleich zu Rituximab ergab [146]. Infusionsbedingte Reaktionen und Neutropenie traten unter Obinutuzumab-CLB häufiger auf als unter R-CLB, das Infektionsrisiko war jedoch nicht erhöht. Insgesamt zeigen diese Ergebnisse, dass die Kombination eines Anti-CD20-Antikörpers mit einer Chemotherapie die Ergebnisse bei Patienten mit CLL und gleichzeitigen Erkrankungen verbessert. Außerdem war Obinutuzumab in dieser Patientenpopulation Rituximab in Kombination mit CLB überlegen.

4.2.2. Kombinationen mit Ibrutinib oder Acalabrutinib

Trotz präklinischer Befunde, die darauf hindeuten, dass Ibrutinib der antikörperabhängigen Zelltötung durch Rituximab entgegenwirken könnte

[147, 148] wurde die Kombination von Ibrutinib **mit Rituximab** bei Patienten mit Hochrisiko-CLL getestet [149]. Die Behandlung bestand aus 28-tägigen Zyklen von einmal täglich 420 mg Ibrutinib zusammen mit Rituximab (375 mg/m² i.v., jede Woche während Zyklus 1, dann einmal pro Zyklus bis Zyklus 6), gefolgt von kontinuierlicher täglicher Verabreichung von Ibrutinib 420 mg als Einzelwirkstoff bis zum Fortschreiten der Krankheit oder bis Toxizitäten oder Komplikationen eine weitere Behandlung ausschlossen. 40 CLL-Patienten mit Hochrisiko-Krankheitsmerkmalen wurden in die Studie aufgenommen, von denen 20 del(17p)- oder TP53-Mutationen aufwiesen (16 zuvor behandelt, vier unbehandelt), 13 hatten eine rezidivierte CLL mit del(11q) und sieben ein PFS von weniger als 36 Monaten nach einer Erstlinien-Chemoimmuntherapie. Die Toxizität war überwiegend leicht bis mittelschwer (Grad 1-2). Durchfall trat bei zehn (25 %) Patienten auf (Grad 1 bei neun Patienten und Grad 2 bei einem), Blutungen bei 14 (33 %) Patienten (acht Grad 1 und fünf Grad 2), Übelkeit oder Erbrechen bei 15 Patienten (38 %) (zehn Grad 1 und fünf Grad 2) und Müdigkeit bei sieben (18 %) Patienten (vier Grad 1 und drei Grad 2). Fünf Patienten (13 %) hatten Infektionen Grad 3 (zwei Lungeninfektionen, eine Infektion der oberen Atemwege, eine Sepsis und eine Mukositis), und es traten keine Infektionen Grad 4 oder 5 auf. Ein Patient hatte eine Neutropenie Grad 4. Vor kurzem wurde über eine langfristige Nachbeobachtung (median 47 Monate) dieser Studie berichtet [150]. Zu diesem Zeitpunkt betrug die mediane Dauer der Behandlung 41 Monate. Die Gesamtansprechrate betrug 95 %, und bei 9 Patienten (23 %) wurde eine CR festgestellt. Einundzwanzig Patienten brachen die Behandlung ab, 10 aufgrund eines Fortschreitens der Erkrankung, 9 aus anderen Gründen und 2 aufgrund einer Stammzelltransplantation; die übrigen 19 Patienten nehmen weiterhin Ibrutinib ein. Das mediane PFS für alle Patienten betrug 45 Monate, verglichen mit 32 Monaten in der Untergruppe der Patienten mit del17p (n=21, P=0,02). Vierzehn Patienten (35 %) starben, fünf an einem Fortschreiten der Krankheit, fünf an Infektionen und vier aus anderen Gründen. Das mediane Gesamtüberleben wurde nicht erreicht. Zusammengenommen führt die IR-Kombinationstherapie zu dauerhaften Remissionen bei Hochrisiko-CLL.

Die Phase-III-Alliance-Studie testete Ibrutintib + Rituximab gegenüber Ibrutinib alleine und BR bei älteren Patienten mit CLL [95]. Nach zwei Jahren zeigte sich das PFS bei 183 Patienten mit BR-Therapie bei 74 % und bei 87 % mit Ibrutinib alleine, bzw. 88 % für die Kombination Ibrutinib. Von daher fand sich kein Vorteil für die Hinzunahme von Rituximab.

Die Frage, ob die Kombination mit Obinutuzumab bei Ibrutinib von Vorteil ist, konnte durch die ILLUMINATE-Studie nicht geklärt werden, da in dieser Studie 229 ältere Patienten lediglich zwischen Chlorambucil und Obinutuzumab und Ibrutinib und Obinutuzumab randomisiert wurden [152]. Auch diese Studie zeigte einen klaren Vorteil für die Ibrutinib-Therapie.

In der Kombination mit Acalabrutinib scheint die Hinzunahme von Obinutuzumab jedoch einen Vorteil zumindest für das PFS zu zeigen [153]. Nach fast vier Jahren Beobachtungszeit war das PFS von Patienten, die Acalabrutinib plus Obinutuzumab erhielten besser als bei Patienten, die Acalabrutinib alleine oder Chlorambucil plus Obinutuzumab erhielten. Auch Acalabrutinib alleine war der Chemoimmuntherapie überlegen. Für den Vergleich Acalabrutinib plus Obinutuzumab versus Chlorambucil plus Obinutuzumab zeigte sich auch ein statistisch signifikanter Unterschied im Überleben, so dass hier die Hinzunahme des Antikörpers, bei allerdings mehr Nebenwirkungen im Vergleich zu Acalabrutinib alleine, erwogen werden kann.

Bei der HELIOS-Studie handelte es sich um eine Phase-III-Studie mit 578 Patienten mit aktiver, rezidivierter oder refraktärer CLL/SLL, die sechs Behandlungen mit **BR in Kombination mit** entweder **Ibrutinib** (420 mg täglich oral) oder Placebo erhielten, bis die Krankheit fortschritt oder inakzeptable Toxizität auftrat [154]. Bei einer medianen Nachbeobachtungszeit von 17 Monaten war das PFS in der Ibrutinib-Gruppe signifikant besser als in der Placebo-Gruppe (nicht erreicht gegenüber 13,3 Monaten; $p<0{,}0001$). Das vom *Independent Review Committee* (IRC) bewertete PFS betrug nach 18 Monaten 79 % in der Ibrutinib-Gruppe und 24 % in der Placebo-Gruppe. Die häufigsten UE aller Grade waren Neutropenie und Übelkeit. 222 (77 %) von 287 Patienten in der Ibrutinib-Gruppe und 212 (74 %) von 287 Patienten in der Placebo-Gruppe meldeten Ereignisse Grad 3-4; die häufigsten UE Grad 3-4 in beiden Gruppen waren Neutropenie und Thrombozytopenie. Es wurde ein Sicherheitsprofil festgestellt, das demjenigen ähnelt, das zuvor für Ibrutinib und Bendamustin plus Rituximab einzeln berichtet wurde. Die Ergebnisse zeigen, dass die Zugabe von Ibrutinib zu den BR-Ergebnissen die Ergebnisse verbessert, wobei keine neuen Sicherheitssignale durch die Kombination festgestellt wurden. Vor dem Hintergrund der zunehmenden Optionen in der Rezidivsituation auf der einen Seite und Toxizität der Chemotherapie mit Langzeitfolgen auf der anderen Seite spielt die Kombination aus Chemotherapie und Kinase-Inhibitoren heute keine Rolle mehr.

4.2.3. Kombinationen mit Venetoclax oder anderen Bcl2-Antagonisten

Eine Kombination aus **Venetoclax und Rituximab** wurde bei 49 Patienten mit CLL mit rezidivierter oder refraktärer CLL oder SLL untersucht und erzielte ermutigende Ergebnisse [155]. Insgesamt erreichten 42 (86 %) von 49 Patienten ein Ansprechen, darunter ein vollständiges Ansprechen bei 25 (51 %) von 49 Patienten. Die 2-Jahres-Schätzungen für das PFS und das anhaltende Ansprechen lagen bei 82 % bzw. 89 %. Eine negative Knochenmark-MRD wurde bei 20 (80 %) von 25 Patienten mit vollständigem Ansprechen und bei 28 (57 %) von 49 Patienten insgesamt erreicht.

In der Phase-III-Studie MURANO erhielten 389 Patienten bis zu 2 Jahre lang Venetoclax (ab Tag 1 des ersten Zyklus) plus Rituximab für die ersten 6 Monate (VR-Gruppe) oder Bendamustin plus Rituximab für 6 Monate (BR) [156]. Beim letzten 5-Jahres-Follow-up betrug das mediane PFS 53,6 Monate in der VR-Gruppe und 17 Monate in der BR-Gruppe, mit einem signifikanten 5-Jahres-OS-Vorteil für VR (82,1 % gegenüber 62,2 %) [157]. Vorteil blieb in allen klinischen und biologischen Untergruppen erhalten, auch bei Patienten mit del(17p). Die Rate der Neutropenien Grad 3 oder 4 war in der VR-Gruppe höher als in der BR-Gruppe, aber die Raten der febrilen Neutropenien des Grades 3 oder 4 und der Infektionen oder Infektionen waren mit Venetoclax niedriger als mit Bendamustin. Diese Ergebnisse etablierten Venetoclax plus Rituximab als neue Zweitlinienbehandlung bei CLL.

Venetoclax und Obinutuzumab wurden zunächst bei 12 Patienten mit zuvor unbehandelter CLL und gleichzeitig bestehenden medizinischen Erkrankungen im Rahmen einer Run-in-Phase des Phase-III-Protokolls für CLL14 untersucht und zeigten sehr ermutigende Ergebnisse [158], insbesondere eine Gesamtansprechrate von 100 % und keine nachweisbare ($<10^{-4}$) MRD im peripheren Blut bei 11 oder 12 Patienten. Die vollständigen Daten des CLL14-Protokolls, einer Phase-III-Studie zum Vergleich einer Behandlung mit Venetoclax und Obinutuzumab mit fester Behandlungsdauer bei Patienten mit zuvor unbehandelter CLL und Begleiterkrankungen sowie erste Follow-up-Analysen wurden kürzlich veröffentlicht [159-161]. Patienten mit einem CIRS-Score von mehr als 6 oder einer berechneten Kreatinin-Clearance von weniger als 70 ml/min wurden nach dem Zufallsprinzip Venetoclax-Obinutuzumab oder Chlorambucil-Obinutuzumab zugewiesen. Insgesamt wurden 432 Patienten (mittleres Alter: 72 Jahre; mittlerer CIRS-Wert: 8; mittlere Kreatinin-Clearance: 66,4 ml/min) randomisiert, von denen 216 jeder Gruppe zugeteilt wurden. Nach einer medianen Nachbeobachtungszeit von 52,4 Monaten war die 4-Jahres-PFS-Rate in der Ven-Obi-Gruppe signifikant höher als in der Clb-Obi-Gruppe (74 % gegenüber 35 %). Das mediane PFS wurde mit Ven-Obi nicht erreicht und lag in der Clb-Obi-Gruppe bei 36 Monaten. Dieser Vorteil wurde auch bei Patienten mit *TP53*-Deletion, -Mutation oder beidem und bei Patienten mit nicht mutierten Immunglobulin-Schwerketten-Genen beobachtet. Eine Neutropenie Grad 3 oder 4 trat bei 52,8 % der Patienten in der Venetoclax-Obinutuzumab-Gruppe und bei 48,1 % der Patienten in der Chlorambucil-Obinutuzumab-Gruppe auf, und Infektionen Grad 3 oder 4 traten bei 17,5 % bzw. 15,0 % auf. Eines der wichtigsten Ergebnisse dieser Studie war die sehr hohe Rate an MRD-negativen Remissionen von 76 % (peripheres Blut), die in der Venetoclax-Obinutuzumab-Gruppe erreicht wurde [159].

Vor kurzem wurden zwei Phase-II-Studien veröffentlicht, in denen Kombinationen aus **Venetoclax und Ibrutinib** getestet wurden. In der CLARITY-Studie wurde Ibrutinib mit Venetoclax kombiniert, um nachweisbare CLL bei Patienten mit rezidivierter oder refraktärer CLL auszurotten [162]. Der primäre Endpunkt war die Eradikation der

MRD nach 12 Monaten kombinierter Therapie. Bei 53 Patienten wurde nach 12-monatiger Behandlung mit Ibrutinib plus Venetoclax bei 28 (53 %) eine MRD-Negativität im Blut und bei 19 (36 %) im Knochenmark erreicht. Siebenundvierzig Patienten (89 %) sprachen auf die Behandlung an, und 27 (51 %) erreichten eine komplette Remission. Nach einer medianen Nachbeobachtungszeit von 21,1 Monaten trat bei einem Patienten eine Progression auf, und alle Patienten waren am Leben. Ein einziger Fall eines biochemischen Tumorlyse-Syndroms wurde beobachtet. Andere UE waren leicht oder überschaubar und traten am häufigsten in Form von Neutropenie oder Magen-Darm-Erkrankungen auf.

Eine weitere Phase-II-Studie zur Kombination von Ibrutinib und Venetoclax bei insgesamt 80 zuvor unbehandelten Hochrisiko- und älteren Patienten mit CLL [163]. Alle Patienten wiesen mindestens eines der folgenden Merkmale auf: Chromosom-17p-Deletion, mutiertes *TP53*, Chromosom-11q-Deletion, nicht-mutiertes IGHV oder ein Alter von 65 Jahren oder älter. Die Patienten erhielten eine Ibrutinib-Monotherapie (420 mg einmal täglich) für 3 Zyklen, gefolgt von Venetoclax (wöchentliche Dosiseskalation auf 400 mg einmal täglich). Die Kombinationstherapie wurde über 24 Zyklen verabreicht. Die Beurteilung des Ansprechens erfolgte nach den iwCLL-Kriterien 2008. Die MRD-Bewertung wurde mittels Multicolor-Durchflusszytometrie im Knochenmark durchgeführt (Sensitivität 10^{-4}). Das mediane Alter betrug 65 Jahre (Spanne 26 bis 83 Jahre). Insgesamt 30 % der Patienten waren 70 Jahre alt oder älter. Insgesamt hatten 92 % der Patienten einen nicht mutierten IGHV-Status, *TP53*-Aberration oder del(11q). Nach 12 Zyklen der kombinierten Behandlung hatten 88 % der Patienten eine komplette Remission oder eine komplette Remission mit unvollständiger Erholung der Blutkörperchen, und 61 % hatten MRD-Negativität erreicht. Bei drei Patienten wurden im Labor Anzeichen für ein Tumorlyse-Syndrom festgestellt. Beide Studien unterstreichen das Potenzial der Kombination von Venetoclax mit Ibrutinib.

Die CLARITY-Studie, die in einem Teil der Studie ein MRD-gesteuerte Fortführung der Therapie randomisierte, bestätigte die Ergebnisse der hohen Rate an MRD mit 77 % und lange Remissionsdauer trotz Absetzen der Therapie [164]. Nach zwei Jahren lagen die PFS-Rate bei 95 % und die Überlebensrate bei 98 %.

Vor kurzem wurden die ersten Daten einer randomisierten Studie vorgestellt, in der Ibrutinib und Venetoclax mit Chlorambucil und Obinutuzumab bei zuvor unbehandelter CLL/SLL verglichen wurden [165]. An der Studie nahmen Patienten im Alter von ≥65 Jahren oder 18-64 Jahren mit einem CIRS-Score (Cumulative Illness Rating Scale) >6 oder einer Kreatinin-Clearance <70 ml/min teil. 106 Patienten erhielten 3 Zyklen Ibrutinib 420 mg/d, gefolgt von 12 Zyklen Ibrutinib plus Venetoclax mit einem Venetoclax-Ramp-up auf 400 mg/d, und 105 Patienten erhielten 6 Zyklen Chlorambucil in Standarddosis plus Obinutuzumab. Das Durchschnittsalter betrug 71,0 Jahre (34,1 % ≥75 Jahre). Bei einer medianen Nachbeobachtungszeit von 27,7 Monaten war das PFS für Ibrutinib und Venetoclax besser als für Chlorambucil und Obinutuzumab. Der Median des PFS wurde für Ibrutinib und Venetoclax nicht erreicht, für Chlorambucil und Obinutuzumab waren es 21,0 Monate. Die Verbesserung des PFS mit Ibrutinib und Venetoclax im Vergleich zu Chlorambucil und Obinutuzumab war in allen vordefinierten Untergruppen gleich. Die uMRD-Rate war unter Ibrutinib und Venetoclax im Vergleich zu Chlorambucil und Obinutuzumab im Knochenmark (51,9 % gegenüber 17,1 %) und im peripheren Blut (54,7 % vs. 39,0 %) signifikant höher. Die CR-Rate war bei Ibrutinib und Venetoclax im Vergleich zu Chlorambucil und Obinutuzumab signifikant höher (38,7 % vs. 11,4 %). Die häufigsten behandlungsbedingten UE Grad ≥3 waren Neutropenie (34,9 %), Durchfall (10,4 %) und Bluthochdruck (7,5 %) bei Ibrutinib und Venetoclax sowie Neutropenie (49,5 %), Thrombozytopenie (20,0 %) und Pneumonie und TLS (jeweils 5,7 %) bei Chlorambucil und Obinutuzumab. Schwere UE vom Grad 5 traten bei 7 Patienten unter Ibrutinib und Venetoclax und bei 2 Patienten unter Chlorambucil und Obinutuzumab auf. Zum Zeitpunkt der Analyse war die Gesamtüberlebenszeit mit 11 Todesfällen in der Gruppe mit Ibrutinib und Venetoclax und 12 Todesfällen in der Gruppe mit Chlorambucil und Obinutuzumab unreif (HR 1,048). Die derzeitige Datenlage, die eine relevante Sterblichkeit und fehlende Überlebensunterschiede im Ibrutinib- und Venetoclax-Arm zeigt, erlaubt es nicht, Ibrutinib und Venetoclax als Standard-Erstlinientherapie für untaugliche CLL/SLL-Patienten fest zu empfehlen.

Die Daten aus einer randomisierten Phase-III-Studie zur MRD-gesteuerten Therapie mit Ibrutinib und Venetoclax gegenüber der FCR-Therapie bei fitten Patienten ermutigen jedoch zu einem Einsatz dieser Kombination nach Ausschluss schwerer kardialer Begleiterkrankugen [116]. 523 Patienten wurden entweder der Ibrutinib-Venetoclax-Gruppe oder der FCR-Chemotherapiegruppe zugeordnet. Die Dauer der Ibrutinib-Venetoclax-Therapie hing hierbei von dem Zeitpunkt des Erreichens einer nicht nachweisbaren MRD im peripheren Blut und im Knochenmark ab, indem die Zeit bis zum Erreichen dieser für die Therapie verdoppelt wurde. Nach einer medianen Beobachtungszeit von 43,7 Monaten zeigte sich das PFS deutlich zugunsten von Ibrutinib-Ventoclax mit eifner Hazard Ratio von 0,13 verbessert (Konfidenzinterval 0,07-0,24; P< 0,001). Nach 3 Jahren hatten 58 % der Patienten die Ibrutinib-Venetclaxt-Terapie beendet, da die Resterkrankung nicht mehr nachweisbar war. Da auch nur neun Patienten im Ibrutinib-Venetoclax-Arm im Vergleich zu 25 Patienten us dem FCR-Arm verstorben waren, zeigte sich auch ein Vorteil in Bezug auf das Gesamtüberleben (Hazard Ratio 0,31, Konfidenzintervall 0,15-0,67). Zusammengefasst unterstützen diese Daten den Einsatz von Ibrutinib-Venetoclax bei fitten Patienten in der Erstlinientherapie, allerdings ist der Stellenwert der Dauer der Therapie (im Median in der FLAIR-Studie 27 Monate) noch unklar.

4.2.4. Kombinationen mit Idelalisib

Der PI3Kδ-Inhibitor **Idelalisib** wurde in einer multizentrischen, randomisierten, doppelblinden, placebokontrollierten Phase-III-Studie in Kombination **mit Rituximab** gegenüber Rituximab plus Placebo untersucht [166]. An der Studie nahmen 220 Patienten mit eingeschränkter Nierenfunktion, früherer therapiebedingter Myelosuppression oder schweren Begleiterkrankungen teil, die Rituximab und entweder Idelalisib (mit einer Dosis von 150 mg) oder Placebo zweimal täglich erhielten. Die Patienten, die Idelalisib erhielten, hatten im Vergleich zu denen, die Placebo bekamen, bessere OR- (81 % vs. 13 %; P<0,001) und OS-Raten nach 12 Monaten (92 % vs. 80 %; P= 0,02). Diese Ergebnisse führten zur Zulassung von Idelalisib und Rituximab für Patienten mit rezidivierter CLL, die für eine Chemotherapie ungeeignet sind.

Über die langfristige Wirksamkeit und Sicherheit dieser Behandlung wurde bei 110 Patienten berichtet, die in der Hauptstudie mindestens eine Dosis des Medikaments erhalten hatten und von denen 75 an der Erweiterungsstudie mit Idelalisib-Monotherapie teilnahmen [167]. Die Iidelalisib/Rituximab-zu-Idelalisib-Gruppe hatte ein medianes PFS von 20,3 Monaten. Die ORR betrug 85,5 % (94 von 110 Patienten; n=1 vollständiges Ansprechen). Das mediane OS betrug 40,6 Monate bzw. 34,6 Monate für Patienten, die nach dem Zufallsprinzip der Gruppe Idelalisib/Rituximab bzw. Placebo/Rituximab zugewiesen wurden. Eine längere Exposition gegenüber IDELA erhöhte die Inzidenz von Durchfall aller Grade, Grad 2 und Grad 3 oder höher (46,4 %, 17,3 % bzw. 16,4 %), Kolitis aller Grade und Grad 3 oder höher (10,9 % bzw. 8,2 %) und Pneumonitis aller Grade und Grad 3 oder höher (10,0 % bzw. 6,4 %), aber nicht die Inzidenz erhöhter hepatischer Aminotransferasen.

Diese und weitere Daten führten zu einer Warnung der FDA vor den folgenden Toxizitäten, auf die Patienten während einer Therapie mit Idelalisib überwacht werden müssen [168]:

- Tödliche und/oder schwere Hepatotoxizität (bei 16 bis 18 % der mit Idelalisib behandelten Patienten).
- Tödliche und/oder schwerwiegende und schwere Diarrhöe oder Kolitis (14 bis 20 %).
- Tödliche und/oder schwere Pneumonitis (4 %).
- Tödliche und/oder schwere Infektionen (21 bis 48 %).
- Tödliche und schwere Darmperforation.

Es ist zu beachten, dass die Patienten insbesondere auf opportunistische Infektionen (CMV, *Pneumocystis jirovecii*) überwacht werden sollten. Dieses Sicherheitsprofil hat dazu geführt, dass Idelalisib bei CLL etwas weniger eingesetzt wird, obwohl das Medikament einige sehr nützliche Eigenschaften hat, insbesondere bei der Kontrolle von Hochrisikoerkrankungen [169].

5. Therapiestrategie bei der CLL

5.1. Zu berücksichtigende Parameter

Angesichts der Wahlmöglichkeiten ist die Auswahl der optimalen Behandlung für einen bestimmten CLL-Patienten zu einer Aufgabe geworden, die Erfahrung, ein gutes klinisches Urteilsvermögen und einen angemessenen Einsatz von Diagnoseinstrumenten erfordert.

Zusätzlich zu den leukämiebezogenen Parametern können die neueren Wirkstoffe eine Reihe spezifischer Wirkungen hervorrufen. Daher müssen die vorbestehenden Komorbiditäten (z.B. Kardiomyopathien, Arrhythmie, Niereninsuffizienz), die Komedikation (z.B. CYP3A4-Hemmer, Antikoagulanzien), aber auch die individuelle Präferenz (zeitlich begrenzte vs. unbefristete Behandlung) und schließlich auch ökonomische Überlegungen mit dem Patienten besprochen werden, wenn es um die Entscheidung über den Behandlungsbeginn geht.

Trotz der Wirksamkeit und des weit verbreiteten Einsatzes von Ibrutinib Acalabrutinib oder Zanubrutinib in der Monotherapie von CLL-Patienten gibt es einige wesentliche Nachteile: eine erhöhte finanzielle Belastung, relativ hohe Raten von Herzrhythmusstörungen sowie Resistenzmutationen und schnelle Rückfälle nach Absetzen des Medikaments in einigen Fällen [170-172]. Daher erscheint es äußerst wichtig, Kombinationstherapien mit BCL2-Inhibitoren, BTK-Inhibitoren und CD20-Antikörpern mit fester Wirkdauer zu entwickeln, die darauf abzielen, MRD-negative, dauerhafte Ansprechraten zu erzielen und gleichzeitig sicher und verträglich zu sein (☞ Tab. 5.2).

Die folgenden **Parameter sollten berücksichtigt werden**, bevor eine Behandlung für CLL empfohlen wird:

- Das klinische Stadium der Krankheit.
- Die Symptome des Patienten.
- Fitness und Begleiterkrankungen des Patienten, insbesondere im Hinblick auf die potenzielle Organtoxizität der neueren, zielgerichteten Wirkstoffe.
- Das genetische Risiko des Lymphoms.
- Die Behandlungssituation (Erst- oder Zweitlinie, Ansprechen oder Nichtansprechen auf die letzte Behandlung).

Anhand dieser 5 Parameter lassen sich die folgenden Empfehlungen aussprechen:

5.1.1. Erstlinientherapie

Bei Patienten mit fortgeschrittener (Binet C, Rai III-IV) oder aktiver, symptomatischer Erkrankung (☞ Tab. 5.1) sollte eine Behandlung eingeleitet werden.

Bei Patienten mit CLL, unabhängig vom IGHV-Status, aber ohne *TP53*-Mutation oder del(17p), sollten zeitlich begrenzte Therapien und Therapien und/oder Kombinationen mit längeren Nachbeobachtungsdaten bevorzugt werden, wenn die Wirksamkeit ähnlich ist.

▶ Für Patienten mit günstigem Risiko gilt:

Fitte oder jüngere Patienten mit einem mutierten IGHV-Status und ohne *TP53*-Mutation oder del(17p) sollten mit einer der folgenden Optionen behandelt werden:

- Venetoclax-Obinutuzumab.
- Venetoclax-Ibrutinib.
- Ibrutinib.
- Acalabrutinib (Hinzufügen von Obinutuzumab ist eine Option).
- Zanubrutinib.
- CIT mit FCR, aber das Risiko einer Sekundärneoplasie sollte mit den Patienten besprochen werden.

▶ Für unfitte oder ältere Patienten mit einem mutierten IGHV-Status und ohne *TP53*-Mutation oder del(17p) sollten mit einer der folgenden Optionen behandelt werden:

- Venetoclax-Obinutuzumab.
- Acalabrutinib (die Zugabe von Obinutuzumab ist eine Option).
- Zanubrutinib.
- Ibrutinib nach entsprechender kardiovaskulärer Abklärung.
- Venetoclax-Ibrutinib [I, B], nach angemessener kardiovaskulärer Abklärung.

Stadium	del(17p) oder TP53mut	Fitness	IGHV	Therapie
Inaktive Erkrankung, Binet A-B, Rai 0-II	irrelevant	irrelevant	irrelevant	keine
Aktive Erkrankung, Binet C, Rai III-IV	Ja	irrelevant	irrelevant	Ibrutinib/Acalabrutinib/Zanubrutinib[1] oder Venetoclax-Obinutuzumab oder Venetoclax-Ibrutinib oder Idelalisib-Rituximab (bei Kontraindikationen für andere Optionen)
	Nein	Go go	M	Venetoclax-Obinutuzumab[2] oder Ibrutinib/ Acalabrutinib/Zanubrutinib[1] oder FCR (BR >65 Jahre)
			NM	Venetoclax-Ibrutinib oder Ibrutinib/Acalabrutinib/Zanubrutinib[1] oder Venetoclax-Obinutuzumab
		Slow go	M	Venetoclax-Obinutuzumab oder Venetoclax-Ibrutinib oder Chlorambucil-Obinutuzumab oder Venetoclax/Acalabrutinib/Zanubrutinib[1,2]
			NM	Venetoclax-Obinutuzumab oder Venetoclax-Ibrutinib oder Ibrutinib/ Acalabrutinib/Zanubrutinib[1,2]

Tab. 5.1: Aktualisierter Behandlungsalgorithmus für Patienten mit CLL in der Erstlinienbehandlung. M = mutiert; NM = nicht mutiert.

[1] Evtl. Hinzunahme von Obinutuzumab zu Acalabrutinib kann erwogen werden.

[2] Zu diskutieren mit dem Patienten: Kontinuierliche vs Zeitlich begrenzte Therapie vor den entsprechenden Nebenwirkungen.

▶ Fitte oder jüngere Patienten mit einem nicht-mutierten IGHV-Status und ohne *TP53*-Mutation oder del(17p) sollten mit einer der folgenden Optionen behandelt werden:

- Venetoclax-Ibrutinib.
- Ibrutinib.
- Acalabrutinib (die Zugabe von Obinutuzumab ist eine Option).
- Zanubrutinib.
- Venetoclax-Obinutuzumab.

▶ Unfitte oder ältere Patienten mit einem nicht-mutierten IGHV-Status und ohne *TP53*-Mutation oder del(17p) sollten mit einer der folgenden Optionen behandelt werden:

- Venetoclax-Obinutuzumab.
- Acalabrutinib (die Zugabe von Obinutuzumab ist eine Option).
- Zanubrutinib.
- Ibrutinib, nach entsprechender kardiovaskulärer Abklärung.
- Venetoclax-Ibrutinib nach kardiovaskulärer Abklärung.

▶ Patienten mit *aTP53*-Mutation oder del(17p) sollten mit einer der folgenden Optionen behandelt werden:

- Vorzugsweise ein BTKi: Acalabrutinib (die Zugabe von Obinutuzumab ist eine Option), Zanubrutinib oder Ibrutinib.
- Venetoclax (kontinuierliche Behandlung).
- Venetoclax-Ibrutinib (insbesondere bei jüngeren Patienten).
- Venetoclax-Obinutuzumab.
- Idelalisib-Rituximab könnte gewählt werden, wenn die anderen Optionen nicht verfügbar sind oder als ungeeignet für den Patienten angesehen werden [II, B].

▶ Bei der Auswahl einer Erstlinientherapie sollten folgende Punkte berücksichtigt werden:

- Nebenwirkungsprofil (z.B. Niereninsuffizienz und Risiko eines Tumorlyse-Syndroms versus Vorhofflimmern, Bluthochdruck und Blutungsrisiko versus Kumulation von Nebenwirkungen bei Dauertherapie).
- Medikamentenverabreichung (z.B. intravenöse Anwendung bei Therapien einschließlich Anti-CD20-Antikörper-Infusion versus ausschließlich orale Medikation).
- Zugang und Intensität der Kontrollen (z.B. 5-wöchige Aufdosierungsphase bei Verwendung eines BCL2i).
- Kürzere Nachbeobachtung.

5.1.2. Rezidivtherapie

Tab. 5.2 fasst die Grundsätze für die Behandlung von Patienten bei einem Rückfall in Abhängigkeit von der Dauer der Remission und der körperlichen Fitness zusammen. In der Regel kann die Erstlinientherapie wiederholt werden, wenn die Dauer der ersten Remission 36 Monate überschreitet.

Bei behandlungsresistenter CLL (definiert durch einen frühen Rückfall innerhalb von 6 Monaten nach der letzten Behandlung) ist die Wahl völlig anders, ähnlich wie bei Rückfällen mit einer Chromosomenaberration del(17p). Grundsätzlich sollte das Erstbehandlungsschema geändert werden, da die zweite Remission tendenziell kürzer ist, und eines der wirksamen Zweitlinienschemata gewählt werden. Es gibt folgende Optionen:

- Venetoclax in Kombination mit Rituximab für bis zu zwei Jahre (oder allein als Dauertherapie).
- BTK-Inhibitoren (Zanubrutinib, Acalabrutinib oder Ibrutinib) allein; die Kombination mit Venetoclax ist hier noch nicht zugelassen.
- Nicht-kovalent bindende BTK Inhibitoren, sofern diese zugelassen sind [173, 174].
- PI3K-Inhibitoren (Idelalisib und Rituximab).
- Zelluläre Therapien wie die CART-Zelltherapie im Rahmen von Studien [175] oder die allogene Stammzelltransplantation mit kurativer Absicht [176].

Die Wahl einer dieser Optionen kann vom molekularen Risikoprofil der Leukämie, dem Gesundheitszustand und der Komorbidität des Patienten abhängen, insbesondere im Hinblick auf die potenziellen Nebenwirkungen der neuen Medikamente (Herz-Kreislauf-Erkrankungen als potenzieller Risikofaktor für Ibrutinib; Lungenerkrankungen und frühere (CMV-)Infektionen als potenzieller Risikofaktor für Idelalisib usw.), sowie von der Verfügbarkeit der Medikamente in einer bestimmten Region der Welt. Nach den Empfehlungen einer europäischen Konsensgruppe kann körperlich fitten Patienten mit refraktärer CLL oder mit del(*17p)* eine allogene Transplantation angeboten werden, wenn sie auf einen Kinasehemmer rezidivieren und auf ein zweites Regime ansprechen [177]. Schließlich ist es wichtig zu betonen, dass Patienten mit refraktärer Erkrankung nach Möglichkeit im Rahmen klinischer Studien behandelt werden sollten.

5.1.3. Aktuelle Herausforderungen und Ungewissheiten

Die sequenzielle Anwendung einzelner Wirkstoffe führt selten zu MRD-negativen Reaktionen. Im Gegensatz dazu kann ihre kombinierte Anwendung tiefe und dauerhafte Remissionen mit langen behandlungsfreien Intervallen herbeiführen. Eines dieser Studienkonzepte verwendet sequenzielle, zielgerichtete Therapien, um die Restkrankheit zu beseitigen [132, 179]. Darüber hinaus müssen Kombinationen aller verfügbaren Medikamente sowie neue Strategien zur Verhinderung der klonalen Evolution der CLL untersucht werden [180, 181], um lang anhaltende Remissionen oder sogar Heilung für Patienten mit CLL zu erreichen. Bislang scheinen die Ergebnisse dieser Kombinationstherapien vielversprechend zu sein, insbesondere bei der Kombination von Anti-CD20-Antikörpern mit zielgerichteten Wirkstoffen [118, 155, 156, 158, 162, 163, 182-184]. Das CLL2-BAG-Protokoll (Bendamustin, Venetoclax und Obinutuzumab) führte sowohl bei therapienaiven als auch bei vorbehandelten Patienten zu hervorragenden Gesamtansprech- und MRD-negativen Ansprechraten von rund 90 % [185]. In ähnlicher Weise führte die MURANO-Studie bei 64 % der 130 Patienten, die die 24-monatige Behandlung mit Venetoclax plus Rituximab abschlossen, zu einem MRD-negativen Ansprechen und damit zu einem deutlich längeren PFS [156]. Am wichtigsten ist, dass diese Studien zeigen, dass die Mehrheit der MRD-negativen Remissionen mehr als ein Jahr nach Ende der Studienbehandlung anhielten [185, 186]. In Anbetracht dieser Ergebnisse scheinen IV tiefere Remissionen zu erzielen. Zwei Phase-II-Studien zur Bewertung der Anwendung von IV

Behandlung	N	Alter[†]	ORR	CR%	PR%	uMRD, %	PFS*	2-J-PFS	2-J-OS	Literatur
Randomisierte Studien in der Erstlinienbehandlung										
Ibrutinib	136	73	86 %	4 %	82	NA	NR	89 %	98 %	Burger et al. 2015
Chlorambucil (CLB)	133	72	35 %	2 %	22	NA	18,9	34 %	85 %	
Ibrutinib + Rituximab	354	58	NA	NA	NA	NA	NA	3 J: 89 %	NA	Shanafelt et al. 2019
FCR	175	57	NA	NA	NA	NA	NA	3 J: 73 %	NA	
Ibrutinib	182	71	93 %	7 %	NA	1 %	NR	87 %	90 %	Woyach et al. 2018
Ibrutinib + Rituximab	182	71	94 %	12 %	NA	4 %	NR	88 %	94 %	
BR	183	70	81 %	26 %	NA	8 %	41,0	74 %	95 %	
Ibrutinib + Obinutuzumab	113	70	88 %	19 %	69 %	35 %	NR	30 Mo: 79 %	30Mo-OS: 86 %	Moreno et al. 2019
CLB + Obinutuzumab	116	72	73 %	8 %	66 %	25 %	19,0	30 Mo: 31 %	30Mo-OS: 85 %	
Venetoclax + Obinutuzumab	216	72	85 %	50 %	35 %	76 %	NR	88 %	92 %	Fischer et al 2019
CLB + Obinutuzumab	216	71	71 %	23 %	48 %	35 %	NR	64 %	93 %	
Randomisierte Studien zur Behandlung von rezidivierter/refraktärer CLL										
BR + Ibrutinib	289	64	83 %	10 %	72 %	26 %	NR	18 Mo: 79 %	3-J-OS: 82 %	Chanan-Khan et al.
BR	289	63	68 %	3 %	65 %	6 %	13,3	18 Mo: 24 %	3-J-OS: 73 %	
Venetoclax + Rituximab	194	65	92 %	8 %	84 %	62 %	NR	85 %	92 %	Seymour et al. 2018
BR	195	65	72 %	4 %	69 %	13 %	17,0	63 %	87 %	
Idelalisib + Rituximab	110	71	81 %	0	81 %	NA	NR	6 Mo: 93 %	1-J-OS: 92 %	Furman et al. 2014
Rituximab	110	71	13 %	0	13 %	NA	5,5	6 Mo: 46 %	1-J-OS: 80 %	
BR + Idelalisib	207	62	70 %	1 %	69 %	NA	20,8	NA	NA	Zelenetz et al. 2017
BR	209	64	45 %	0	44 %	NA	11,1	NA	NA	

Tab. 5.2: Randomisierte Studien mit den zielgerichteten Wirkstoffen Ibrutinib, Idelalisib oder Venetoclax, allein oder in Kombination, als Erst- oder Zweitlinientherapie bei CLL.

[†] Median, Jahre; * Median, Monate; ORR=Gesamtansprechrate; CR %=vollständige Ansprechrate; PR %=teilweise Ansprechrate; uMRD %= Anteil der Patienten mit nicht nachweisbarer MRD (<10-4) in PB; PFS=progressionsfreies Überleben; OS=Gesamtüberleben; FCR= Fludarabin, Cyclophosphamid, Rituximab; BR=Bendamustin, Rituximab.

wurden bereits beschrieben [162, 163]. In einer dritten Studie wurden die drei vielversprechendsten zugelassenen Substanzen (Obinutuzumab, Ibrutinib und Venetoclax) kombiniert, was zu einer Rate MRD-negativer Reaktionen von 70 % in der therapienaiven Kohorte der Studie führte [184]. Die biologisch fundierte Kombination zielgerichteter Wirkstoffe hat den Weg für die Entwicklung von Therapieschemata geebnet, die tiefe MRD-negative Remissionen mit der Möglichkeit zum Absetzen der Therapie bewirken. Dieses Konzept mit fester oder begrenzter Therapiedauer unterscheidet sich von dem konventionellen Ansatz für kontinuierliche zielgerichtete Behandlungen, die nur selten MRD-negative Remissionen hervorrufen, dafür aber eine substanzielle Krankheitskontrolle erreichen, wie in dieser Übersicht beschrieben. Ob die beiden Paradigmen gleich wirksam sind oder ob es bestimmte Untergruppen gibt, die besonders von einem der Ansätze profitieren, z.B. Patienten mit Hochrisikokrankheit, ist bislang unklar. Die CLL17-Studie (NCT04608318) zielt darauf ab, genau diese Frage zu klären, indem Patienten mit zuvor unbehandelter CLL entweder einer kontinuierlichen Ibrutinib-Monotherapie, einer Venetoclax-Obinutuzumab-Behandlung mit fester Dosierung oder einer Venetoclax-Ibrutinib-Behandlung mit fester Dosierung zugeteilt werden. Die Ergebnisse werden für die künftige klinische Praxis richtungsweisend sein, da sie zeigen, welche Patientengruppen am meisten von einer zeitlich begrenzten oder kontinuierlichen Therapie profitieren, und es den Ärzten ermöglichen, die Behandlung der CLL weiter zu personalisieren.

Vergleicht man diese verschiedenen Studien für rezidivierte CLL-Patienten (☞ Tab. 3.2), so zeigt sich, dass alle Kombinationen mit zielgerichteten Wirkstoffen (Idelalisib, Venetoclax, Obinutuzumab, Ibrutinib) wirksamer sind als die Chemoimmuntherapie im Hinblick auf zentrale Wirksamkeitsvariablen wie Gesamtansprechrate, komplette Remissionen, MRD-negative Remissionen, PFS und Gesamtüberleben. Diese Ergebnisse rechtfertigen den breiten Einsatz von zielgerichteten Wirkstoffen, allein oder in Kombination, in der Zweitlinientherapie der CLL.

Ein weiterer Einsatz von Kinase-Inhibitoren kann die Funktion von T-Zellen verbessern [187]. Es wurde gezeigt, dass eine ≥5 Zyklen umfassende Therapie mit Ibrutinib die Expansion von CD19-gerichteten CART-Zellen (CTL019) verbessert, und zwar in Verbindung mit einer verringerten Expression des immunsuppressiven Moleküls Programmed Cell Death 1 auf T-Zellen und von CD200 auf B-CLL-Zellen [188]. Zwei klinische Studien haben kürzlich gezeigt, dass dieser Effekt in eine höhere Wirksamkeit von CART-Zellen umgesetzt werden kann, wenn sie mit Ibrutinib kombiniert werden, was zu hohen Ansprechraten und einem Trend zu tieferen Remissionen im Vergleich zu CART-Zell-Infusionen allein führt [189, 190].

Trotz der enormen Fortschritte in unserem Verständnis und in der Behandlung der CLL stellen sich neue Herausforderungen. Da die Mehrheit der Patienten, die mit zielgerichteten Wirkstoffen behandelt werden, nicht geheilt wird, kommt es nach der Behandlung mit BTK-, PI3K- oder BCL2-Inhibitoren zu einem Rückfall der Krankheit. Insbesondere gibt es nur wenige Optionen für die Rettung von Patienten, die refraktär gegenüber BTK- und BCL2-Inhibitoren sind, und die Ergebnisse von Patienten mit doppelt refraktärer Erkrankung sind ziemlich schlecht [191]. Für diese Patientengruppe sind alternative Zielmoleküle, wie die nicht-kovalent bindenden BTK-Inhibitoren [174, 192] und Konzepte erforderlich, die über die BCR- oder Bcl2-Signalwege hinausgehen könnten.

Die Behandlung der CLL entwickelt sich weiterhin sehr dynamisch. Es wird erwartet, dass die Kombination von neuen, zielgerichteten Medikamenten zu tiefen, molekularen und lang anhaltenden Remissionen führen wird. Daher ist es wichtig, dass wir Hämatologen und Onkologen zu der beeindruckenden und historisch einmaligen Chance beitragen, auf die langfristige Kontrolle dieser Krankheit hinzuarbeiten, indem wir unsere Patienten in die laufenden klinischen Studien einbeziehen.

6. Richter-Transformation

Eine Transformation in ein aggressives, diffusgroßzelliges B-NHL oder in ein Hodgkin-Lymphom kommt in 2 bis 10 % der Patienten mit CLL [193] und wurde erstmals 1928 von Maurice Richter beschrieben. Das Auftreten einer anderen lymphatischen Neoplasie (z.B. Multiples Myelom, Mantelzell-Lymphoms oder T-NHL) wird *nicht* als Richter-Transformation (RT) bezeichnet, ebenso wenig wie ein gesteigerter Anteil von Prolymphozyten [194]. Als Risikofaktoren für das Auftreten eines Richter-Syndroms konnten klinische Eigenschaften, wie z.B. ein fortgeschrittenes und rezidiviertes Krankheitsstadium, sowie genetische Rsikofaktoren identifiziert werden. Dies sind neben einem unmutierter IgHV-Status vor allem eine del(17p), eine *TP53*- oder *CDKN2A*-Mutation, sowie eine Trisomie 12 und *NOTCH-1*-Mutationen eine Rolle in der Entstehung [195, 196]. Auch wenn Richter-Transformationen deutlich häufiger bei Patienten mit vorbehandelter CLL auftreten, könnten sie auch im frühen, noch unbehandeltem Stadium vorkommen oder gleichzeitig mit der Erstdiagnose einer CLL detektiert werden [197].

Hinsichtlich der Prognose dieser Patienten ist wichtig zu unterscheiden, ob es eine klonale Beziehung des aggressiven Lymphoms zur vorbestehenden CLL gibt. Patienten mit unverwandtem Klon zeigen ein medianes Überleben von 62 Monaten, was vergleichbar ist mit Patienten mit *de novo* DLBCL [198]. Das mediane Überleben für Patienten mit verwandtem Klon ist hingegen mit nur 8-14 Monaten signifikant kürzer [193].

Eine Transformation in ein Hodgkin-Lymphom ist sehr seltener. Das mediane Überleben nach Diagnose des Hodgkin-Lymphoms ist deutlich besser und beträgt fast 7 Jahre [193].

6.1. Diagnostik

Im Watch&Wait-Stadium der Erkrankung sollte der Verdacht auf eine Richter-Transformation bei sehr rasch progredienter Lymphknoten, insbesondere wenn dies nur an einer einzelnen Lokalisation zu detektieren ist. Bei Patienten unter Therapie (zeitlich begrenzt oder Dauertherapie) sollte jede deutliche Zunahme von Lymphknoten zu einem Ausschluss einer Transformation führen (zumindest sofern durch die Diagnose noch medizinische Konsequenzen, i.S. einer Therapieumstellung, gezogen werden). Die Durchführung eines PET-CTs kann sowohl den Verdacht einer RT erhärten, da die wenig proliferierende CLL in der Regel nicht PET-avide ist, als auch bei der Entscheidung helfen, welcher Lymphknoten punktiert werden soll [199]. Wichtig ist, dass parallel CLL-Zellen zum Ausschluss eines *de novo* DLBCLs untersucht werden sollten. Die klonal verwandte, damit im Sinne der Definition eigentlich gemeinte, Richter-Transformation lässt sich durch die identischen IGHV-Veränderungen oder auch durch komplett überlappende Einzelmutationen nachweisen.

6.2. Therapie

Traditionell basierten die Therapieansätze auf Chemotherapie und Immuntherapie, wie dem RCHOP- oder REPOCH-Schema, dem eventuell auch der BCL2-Inhibitor Venetoclax hinzugefügrt werden kann [200, 201]. Während einige Patienten initial gut ansprechen, entwickelt ein signifikanter Anteil eine Resistenz gegen diese Therapien. Darüber hinaus können die Nebenwirkungen, insbesondere bei älteren Patienten, beträchtlich sein. Daher ist die Suche nach alternativen Behandlungsoptionen von entscheidender Bedeutung.

Die allogene Stammzelltransplantation bietet Patienten eine potenziell kurative Option. Allerdings sind die mit dem Verfahren verbundenen Risiken, wie die Graft-versus-Host-Krankheit und Infektionskomplikationen, erheblich und insbesondere bei älteren Patienten über >70 Jahren daher nicht mehr durchführbar. Jüngere Patienten mit Richter-Transformation erleben nach einer erfolgreichen Transplantation eine langfristige Remission mit einer langfristigen Überlebensrate von immerhin 36 % [202, 203].

CART-Zell-Therapien, bei denen die Patienteneigenen T-Zellen extrahiert und genetisch modifiziert werden, um Krebszellen besser erkennen und bekämpfen zu können, und dann dem Patienten wieder zugeführt werden, sind zwar neue Hoffnungsträger, aber aktuell bis auf kleine Fallserien bei der RT noch keine Standardtherapie [280]. Fallserien zeigen gute Ansprechraten, aber wie bei allen neuen Therapieansätzen gibt es auch hier potenzielle Nebenwirkungen und Unbekannte [204]. Klinische Studien zu CART bei RT laufen seit 2023.

Checkpoint-Inhibitoren, bispezifische Antikörper und neuere BTK-Inhibitoren könnten zukünftige Säulen in der Behandlung der Richter-Transformation darstellen.

Die Richter-Transformation ist eine komplexe und herausfordernde Erkrankung. Während traditionelle Therapien ihre Berechtigung haben, sind neuere Ansätze wie die CART-Zell-Therapie und die allogene Stammzelltransplantation vielversprechende Fortschritte. In den kommenden Jahren können wir mit weiteren Innovationen in diesem Bereich rechnen, um eine bessere Behandlung in dieser Patientenpopulation zu gewährleisten.

7. Supportive Therapie und Infektionsschutz

Infektionen sind eine häufige Komplikation bei Patienten mit CLL und sind mit hoher Morbidität und Mortalität assoziiert. Sowohl CLL-assoziierte Defekte des zellulären Immunsystems (T-Zell-Defekte), als auch ein eingeschränktes humorales Immunsystem (Hypogammaglobulinämie) tragen zu einer gestörten adaptiven Immunantwort bei. Zusätzlich weisen Patienten mit CLL Defizite der angeborenen Immunantwort (Komplementsystem, neutrophile Granulozyten, Monozyten, dendritische Zellen) auf. CLL-gerichtete Therapien können zusätzlich das Immunsystem kompromittieren.

7.1. Antimikrobielle Prophylaxe

Eine generelle Prophylaxe mit Antibiotika [205], Virostatika [206, 207] oder Antimykotika [208] ist für Patienten mit CLL nicht empfohlen.

Es gibt jedoch Sondersituationen, in denen eine antivirale Prophylaxe erwogen werden sollte.

Herpes Simplex Virus (HSV) und Varicella Zoster Virus (VZV)

Eine Prophylaxe kann je nach Risikoprofil erwogen werden. Patienten unter Idelalisib-Therapie sollen immer eine entsprechende Prophylaxe erhalten (s.u.). Weiterhin kann die Prophylaxe bei Vorliegen eines der folgenden Faktoren erwogen werden: Alter >60 Jahre, Prednisolon-Äquivalenz kumulativ >2500 mg/m², fortgeschrittene Therapielinie, Erhaltungstherapie mit einem Anti-CD20-Antikörper, Vorgeschichte einer febrilen Neutropenie oder HSV- oder VZV-Reaktivierung.

Für die Prophylaxe von HSV-Reaktivierungen kann Aciclovir in einer Dosierung von 400 mg p.o. 2 × täglich verwendet werden. Für die Prophylaxe von VZV-Reaktivierungen werden Dosierungen von 400 mg 1 × täglich bis 3 × täglich verwendet. Die Evidenz für Valaciclovir ist geringer und kann in Dosierungen von 250 mg oder 500 mg 2 × täglich zur Prophylaxe verwendet werden, ist jedoch nicht zugelassen. Bei der Dosierung beider Medikamente ist die Nierenfunktion zu beachten.

Hepatitis B

Patienten mit CLL sollen auf eine frühere Hepatitis B-Infektion (HBs-Antigen und Anti-HBc-Antikörper) gescreent werden. In Abhängigkeit des Serostatus wird das Vorgehen zur Prophylaxe gewählt [207]: Bei alleiniger Anti-HBc-Antikörper-Positivität muss die HBV-DNA-Viruslast bestimmt werden. Sollte der DNA-Nachweis positiv sein, ist eine Prophylaxe empfohlen. Bei Negativität sind regelmäßige Kontrollen im Abstand von 1 bis 3 Monaten empfohlen. Bei Nachweis von HBs-Antigen ist eine Prophylaxe immer empfohlen. Tenofovir und Entecavir sind zur Prophylaxe zugelassen und empfohlen.

7.2. Prophylaktische Gabe von Immunglobulinen

Eine Hypogammaglobulinämie betrifft bis zu 85 % der Patienten mit CLL und kann alle Immunglobulin-Unterklassen (IgG, IgA und IgM) betreffen [209]. Mehrere in den 1980er und 1990er Jahren durchgeführte Phase-III-Studien haben gezeigt, dass der prophylaktische Einsatz von IVIG die bakteriellen Infektionsraten bei CLL-Patienten mit schwerer Hypogammaglobulinämie verringert [210, 211]. Bislang konnte jedoch keine Reduktion der Mortalität demonstriert werden [212-214]. Die Immunglobulin-Substitution sollte bei Patienten angewandt werden, die die Kriterien der Europäischen Arzneimittelagentur für eine Immunglobulinsubstitution erfüllen: rezidivierende Infektionen bei Patienten mit IgG <4 g/l aufgrund eines sekundären Immundefekts. In der klinischen Routine können 10 g polyvalente Immunglobuline alle 4 Wochen, bevorzugt über die Wintermonate verabreicht werden.

Da die meisten Studien vor mehr als 20 Jahren durchgeführt wurden, werden den Ergebnissen aktuell laufender randomisierter Studien [215] in diesem Gebiet entsprechende Bedeutung zukommen.

7.3. Infektionen unter zielgerichteter Therapie (inkl. CD20)

Anti-CD20-Antikörper

Patienten unter Anti-CD20-Antikörper-Therapie sind einem erhöhten Risiko für eine Reaktivierung einer Hepatitis-B-Infektion ausgesetzt. Vor Beginn sollte daher der Hepatitis-Antikörper-Status bestimmt werden. Zeigt dieser eine abgelaufene

Hepatitis-B-Infektion an, so muss auch bei negativer HBV-PCR eine virostatische Therapie während und bis 12 Monate nach Ende der Anti-CD20-Therapie eingenommen werden [207, 216]. Bezüglich einer HSV-/VZV-Prophylaxe muss eine individuelle Risikoeinschätzung vorgenommen werden. Risikofaktoren, die für eine solche Prophylaxe sprechen, sind Alter >60 Jahre, zusätzliche Therapie mit Prednisolon-Äquivalenz kumulativ >2500 mg/m² KOF, zusätzliche Therapie mit Bendamustin, febrile Neutropenie oder HSV/VZV-Reaktivierung in der Vorgeschichte [206].

Neuere zielgerichtete Therapien

Hämatologische Erkrankungen weisen ein sehr unterschiedliches Ausmaß an Immunsuppression auf und ihre Behandlung unterliegt fortlaufender Innovation. Die Auswirkungen neuer zielgerichteter Therapien auf die angeborene und adaptive Immunantwort sind nicht vollständig verstanden. Bislang haben verschiedene Fachgesellschaften Empfehlungen basierend auf Expertenmeinung ausgesprochen [217, 218]. Evidenz für feste Schemata zur Infektionsprophylaxe fehlen – mit Ausnahme von Impfungen – jedoch.

BTK-Inhibitoren

Die Bruton-Tyrosin-Kinase (BTK) ist Teil des B-Zell-Rezeptor-Signalwegs und reguliert das Überleben, die Aktivierung, die Differenzierung und die Interaktion von B-Zellen mit ihrer Umgebung [219]. Keimbahnmutationen in dem Gen, das für die BTK kodiert, führen zu einem fast vollständigen Fehlen reifer B-Zellen und zu einer Hypogammaglobulinämie [220]. Dementsprechend haben sie eine entscheidende Rolle in der adaptiven Immunität und ihre Hemmung zieht ein erhöhtes Risiko für Infektionen nach sich.

Die Zulassungsstudien zeigten ein erhöhtes Risiko für Infektionen der oberen Atemwege [221-223], welches sich jedoch nicht von dem Risikoprofil eines Patienten mit B-Zell-Neoplasie unterscheidet [217]. Wie zu erwarten, wurden bei den Studienteilnehmern, die oft intensiv vorbehandelt waren, sporadisch opportunistische Infektionen berichtet; darunter Fälle von Kryptokokken-Infektionen (disseminierte Erkrankung inkl. Meningoenzephalitis) [224-226], (Miliar-) Tuberkulose [227], Epstein-Barr-Virus (EBV)-assoziiertes Hämophagozytose-Syndrom [228] und Hepatitis-B-Virus-Reaktivierungen [229-230].

Neben diesen opportunistischen Infektionen gibt es inzwischen zahlreiche Fallberichte und Fallserien, die ein erhöhtes Risiko für invasive Mykosen unter Ibrutinib berichten [217, 231, 232]. Bislang treten jedoch auch diese Komplikationen so selten auf, dass es keine Empfehlung zur antimykotischen Prophylaxe gibt. Ebenso wenig gibt es klare Evidenz für antivirale Prophylaxen unter dieser Therapie.

Venetoclax

Venetoclax ist ein wirksamer und sehr spezifischer Inhibitor des anti-apoptotischen BCL-2-Proteins. Die immunsuppressive Wirkung, die mit einer Venetoclax-Therapie assoziiert ist, besteht in einer effektiven Zytoreduktion: Schwere Neutropenie ist eine häufiges UE, die in den Phase-I- und -II-Studien gezeigt wurde [233, 234].

Das absolute Risiko für Infektionen unter Therapie mit Venetoclax bei Patienten mit CLL ist unbekannt. Allerdings war die Rate febriler Neutropenie (Grad 3/4) unter Rituximab-Venetoclax-Kombination deutlich niedriger als unter Rituximab-Bendamustin (3,6 vs. 9,6 %) [235]. Es besteht aktuell keine Indikation zu einer Infektionsprophylaxe unter Venetoclax.

Idelalisib

Idelalisib ist ein PI3Kδ-Inhibitor und wird in Kombination mit Rituximab eingesetzt. Unter Idelalisib wurden schwerwiegende und tödliche Infektionen durch *Pneumocystis jirovecii*-Pneumonie (PJP) und Reaktivierungen des Cytomegalievirus (CMV) berichtet. Gemäß Fachinformation sollten alle Patienten über die gesamte Dauer der Behandlung mit Idelalisib und über einen Zeitraum von 2 bis 6 Monaten nach Behandlungsende eine PJP-Prophylaxe erhalten. Bei Patienten mit positiver CMV-Serologie zu Beginn der Behandlung mit Idelalisib oder anderen Nachweisen einer CMV-Infektion in der Vorgeschichte werden eine regelmäßige klinische und Laborüberwachung auf eine CMV-Infektion empfohlen. Patienten mit einer CMV-Virämie, bei denen keine klinischen Anzeichen (bspw. Fieber, Diarrhöe, Dyspnoe, Exanthem, Zytopenie, Abgeschlagenheit) einer CMV-Infektion vorliegen, sind sorgfältig zu überwachen. Bei Patienten mit Hinweisen auf eine CMV-Virämie und klinischen Anzeichen einer CMV-Infektion sollte eine Unterbrechung der Einnahme von Idelalisib erwogen werden, bis die

Infektion abgeklungen ist. Wenn der Nutzen einer Wiederaufnahme der Behandlung mit Idelalisib höher eingeschätzt wird als die Risiken, sollte eine vorbeugende CMV-Therapie erwogen werden.

7.4. Interaktionspotential von Antiinfektiva und CLL-Therapeutika

BTK-Inhibitoren und BCL2-Inhibitoren

Die Komedikation mit Triazolen, Fluorchinolonen, Makroliden und HIV-Proteasehemmern soll vermieden werden, da sie als starke Inhibitoren des CYP3A den Medikamentenspiegel der zielgerichteten CLL-Therapeutika anheben. Falls eine CLL-spezifische Therapie mit den neuen Substanzen bereits begonnen/durchgeführt wird, soll aufgrund des verlangsamten Abbaus die Dosis der jeweiligen Substanzen entsprechend der jeweiligen Fachinformation reduziert werden.

COVID-19

Eine Infektion mit dem Schweres-akutes-Atemwegssyndrom-Coronavirus Typ 2 (SARS-CoV-2) geht bei Patienten mit eingeschränkter Immunabwehr mit einem erhöhten Risiko für einen schweren Verlauf und einer erhöhten Mortalität einher [236-238].

Das Risiko für einen schweren oder tödlichen Verlauf einer SARS-CoV-2-Infektion unterscheidet sich stark zwischen unterschiedlichen Altersgruppen und wird zusätzlich durch das Vorliegen von Komorbiditäten geprägt. Selbst unter Berücksichtigung dieser Risikofaktoren haben Patienten mit Lymphom durch die zugrundeliegende schwache humorale Immunantwort und durch immunsuppressive antineoplastische Therapien im Vergleich zur Normalbevölkerung ein etwa verdoppeltes Risiko an COVID-19 schwer zu erkranken [239]. Etwa ein Drittel der Patienten mit Lymphom, die aufgrund von COVID-19 stationär behandelt werden müssen, versterben an der Infektion [237].

Die Fachgruppe COVRIIN des RKI erstellt regelmäßig Übersichten über mögliche Therapeutika zur Behandlung von COVID-19 mit aktuell gültigen Therapieempfehlungen und interaktiven Orientierungshilfe und stellt Informationen zu einzelnen Substanzen zur Verfügung (www. rki.de/DE/Content/Kommissionen/COVRIIN/FG_COVRIIN_node.html).

Impfungen

Die Impfung von Patienten mit CLL ist eine Herausforderung hinsichtlich der Wirksamkeit, aber dennoch von großer Bedeutung als Strategie zur Infektionsprävention. Dies hat zuletzt die COVID-19-Pandemie gezeigt [240, 241]. Zuverlässige Evidenz aus großen randomisierten Studien liegt für die meisten Impfungen in dieser Population nicht vor. Daher basieren die bestehenden Empfehlungen vor allem auf Daten zu Immunogenität und Sicherheit. Aktuell existieren in Deutschland Empfehlungen des RKI und der DGHO [242, 243] sowie in Europa Empfehlungen der ECIL [244].

Inaktivierte Impfstoffe sind sicher und können im Allgemeinen ohne Risiko verwendet werden. Lebendimpfstoffe sind weitestgehend kontraindiziert, da sie grundsätzlich bei Immunsupprimierten Infektionen auslösen können.

Alle Patienten sollten gegen COVID-19, Influenza und Pneumokokken sowie VZV geimpft werden.

Für diejenigen Patienten, die mit einem Anti-CD20-Antikörper behandelt werden, gelten hier andere Empfehlungen: Während COVID-19 und die jährliche Grippeschutzimpfung geimpft werden sollten, sind alle andere Impfungen vor oder frühestens 6 Monate nach Therapieende zu verabreichen.

COVID-19

Obwohl hämatologisch Erkrankte nicht in die Zulassungsstudien eingeschlossen wurden, ist die klinische Wirksamkeit der Impfung gegen COVID-19 inzwischen auch für diese Population nachgewiesen [245-250]. Die Serokonversionsrate bei Patienten mit CLL liegt unter der von Gesunden [251-255] und darüber hinaus scheinen die Antikörper-Titer schneller abzufallen [245, 256]. Gleichzeitig scheinen Patienten mit CLL trotz B-Zell-Depletion mindestens teilweise eine robuste zelluläre Impfantwort aufzubauen [257-259]. Weiterhin konnte gezeigt werden, dass kontinuierliches Boostern die Höhe der Antikörper-Antwort positiv beeinflussen kann [260]. Regelmäßige Booster-Impfungen sind daher sinnvoll und sollten mindestens einmal im Jahr erfolgen [261].

Influenza

Alle Patienten mit CLL sollten jährlich zwischen September und Dezember gegen Influenza geimpft werden. Die verfügbaren Daten zeigen, dass

Impfung	Möglicher Zeitpunkt			Indikation	Empfehlungsgrad
	vor Therapie	während Therapie	nach Therapie		
COVID-19	jederzeit			Grundimmunisierung plus jährlich Booster (je 6 Mo. nach Infektion oder jüngster Impfung). Auch bei B-Zell-Depletion.	AII
Influenza	1. Wahl		2. Wahl	Impfung jährlich im Sept/Okt wiederholen.	AII
Pneumokokken	1. Wahl		2. Wahl	Impfung mit PCV und nach 6 Monaten PPSV23 • Geimpft nur mit PPSV23? - vor <6 Jahre: Impfen mit PCV (12 Monaten Abstand) - vor >6 Jahre = ungeimpft • Geimpft nur mit PCV? - Impfen mit PPSV23 (6 Monate Abstand) Vollständige Immunisierung: Wiederholung PPSV23 alle 6 Jahre. PCV20 neu verfügbar. Wenn möglich PCV20 statt PCV13.	AII
Varizella Zoster	1. Wahl		2. Wahl	Impfung, wenn seit 12 Monaten kein Zoster. Booster nach 2 Monaten.	AII
Diphtherie Tetanus Pertussis	1. Wahl	2. Wahl	2. Wahl	Bei inkomplettem Impfstatus. Impfung vor >10 Jahren: Impfung wiederholen.	AII
Poliomyelitis	1. Wahl		2. Wahl	Bei inkomplettem Impfstatus. Impfung vor >10 Jahren: Impfung wiederholen.	AII
Hepatitis A/B	1. Wahl		2. Wahl	Nur wenn Impfstatus inkomplett oder Auffrischung (Hep B) indiziert. Hepatitis B: Impfung wiederholen bei Anti-HbS <100 IE/l.	BII
Haemophilus influenzae B	✔		✔	Bei funktioneller oder anatomischer Asplenie.	CII
Meningokokken (ACWY + B)	✔		✔	Grundimmunisierung plus Booster nach 6 Monaten.	CIII

Tab. 7.1: Übersicht zu Impfempfehlungen; Empfehlungsgrad AII entspricht einer *sollte*-Empfehlung, Grad BII und CII einer *kann*-Empfehlung.

eine Impfung gegen Influenza die Infektionen der unteren Atemwege und Krankenhausaufenthalte reduziert [262]. Es gibt jedoch keine eindeutige Evidenz dafür, dass die Impfung auch die Influenza-bedingte Sterblichkeit reduziert [263]. Grundsätzlich ist die Wirksamkeit des Impfstoffes bei Patienten mit CLL eingeschränkt [264]; dies betrifft insbesondere diejenigen, die eine Anti-CD20-Therapie erhalten [265-267]. Es gibt Hinweise darauf, dass CLL-Patienten analog Immunkompetenten über 65 Jahre [268] von einem hochdosierten Influenza-Impfstoff profitieren könnten. Derzeit ist die Evidenz für eindeutige Empfehlungen nicht ausreichend, jedoch sollten auch CLL-Patienten über 60 Jahren entsprechend geimpft werden.

▶ Pneumokokken

Patienten, die nie gegen Pneumokokken geimpft wurden, sollte der konjugierte Impfstoff (PCV13) zuerst und der Polysaccharid-Impfstoff (PSV23) 8-12 Wochen später verabreicht werden. Da der Konjugat-Impfstoff neben der humoralen auch die zelluläre Impfantwort induziert, ist dieser bei Immunsupprimierten generell – und so auch bei CLL-Patienten – zu bevorzugen [269-271]. Gleichzeitig deckt der bislang zugelassene 13-valente Konjugat-Impfstoff weniger Serotypen ab als der 23-valente Polysaccharid-Impfstoff, der jedoch ausschließlich eine Antikörper-Antwort induziert [272]. Bislang empfehlen STIKO und DGHO daher das Boostern mit PSV23, welches alle 6 Jahre wiederholt werden sollte. Seit Zulassung des PCV20 sollte dieser gegenüber PCV13 bevorzugt werden [273-275]. Inwiefern das Boostern mit PSV23 dauerhaft seinen Stellenwert behalten wird, ist unklar.

▶ Varizella Zoster

Die Zoster-Impfung besteht aus zwei Impfdosen, die im Abstand von mindestens zwei bis maximal 6 Monaten zu verabreichen sind. Zwei Studien haben bislang gezeigt, dass der Impfstoff in Patienten mit CLL sicher ist, jedoch im Vergleich zu Gesunden weniger wirksam [276-279]. Patienten ab 50 Jahren sollten gegen Zoster geimpft werden. Die Europäische Arzneimittelbehörde (EMA) hat eine Zulassungsänderung des Alters für die Impfung mit Shingrix® vorgenommen, die mit dem Vorliegen der deutschen Fachinformation auch für Deutschland gilt. Diese erlaubt die Nutzung von Shingrix® bei Personen mit einem erhöhten Risiko für einen Zoster bereits ab einem Alter von 18 Jahren. Patienten mit CLL sollten aufgrund ihrer Immunschwäche nach individueller Risiko-Nutzen-Abwägung entsprechend geimpft werden.

8. Literaturangaben

1. The Surveillance, E., and End Results (SEER) Program of the National Cancer Institute (2021). Cancer Stat Facts: Leukemia — Chronic Lymphocytic Leukemia (CLL). Retrieved 14 August, 2021.

2. Sant M et al. Incidence of hematologic malignancies in Europe by morphologic subtype: results of the HAEMACARE project. Blood 2010;116(19):3724-3734.

3. Yang C, X Zhang. Incidence survey of leukemia in China. Chin Med Sci J 1991;6(2):65-70.

4. Bassig BA et al. Subtype-specific incidence rates of lymphoid malignancies in Hong Kong compared to the United States, 2001-2010. Cancer Epidemiol 2016;42: 15-23.

5. Hallek M et al. iwCLL guidelines for diagnosis, indications for treatment, response assessment, and supportive management of CLL. Blood 2018;131(25):2745-2760.

6. Kikushige Y et al. Self-renewing hematopoietic stem cell is the primary target in pathogenesis of human chronic lymphocytic leukemia. Cancer Cell 2011;20(2):246-259.

7. Landau DA et al. Mutations driving CLL and their evolution in progression and relapse. Nature 2015;526 (7574):525-530.

8. Khoury JD et al. The 5th edition of the World Health Organization Classification of Haematolymphoid Tumours: Myeloid and Histiocytic/Dendritic Neoplasms. Leukemia 2022;36(7):1703-1719.

9. Döhner H et al. Genomic aberrations and survival in chronic lymphocytic leukemia. N Engl J Med 2000;343 (26):1910-1916.

10. Calin GA et al. Frequent deletions and down-regulation of micro- RNA genes miR15 and miR16 at 13q14 in chronic lymphocytic leukemia. Proc Natl Acad Sci U S A 2002;99(24):15524-15529.

11. Klein U et al. The DLEU2/miR-15a/16-1 cluster controls B cell proliferation and its deletion leads to chronic lymphocytic leukemia. Cancer Cell 2010;17(1):28-40.

12. Hallek M et al. Addition of rituximab to fludarabine and cyclophosphamide in patients with chronic lymphocytic leukaemia: a randomised, open-label, phase 3 trial. Lancet 2010;376(9747):1164-1174.

13. Zenz T et al. TP53 mutation and survival in chronic lymphocytic leukemia. J Clin Oncol 2010;28(29):4473-4479.

14. Seiffert M et al. Exploiting biological diversity and genomic aberrations in chronic lymphocytic leukemia. Leuk Lymphoma 2012;53(6):1023-1031.

16. Quesada V et al. Exome sequencing identifies recurrent mutations of the splicing factor SF3B1 gene in chronic lymphocytic leukemia. Nat Genet 2011;44(1): 47-52.

17. Dohner H et al. 11q deletions identify a new subset of B-cell chronic lymphocytic leukemia characterized by extensive nodal involvement and inferior prognosis. Blood 1997;89(7):2516-2522.

18. Puente XS et al. Whole-genome sequencing identifies recurrent mutations in chronic lymphocytic leukaemia. Nature 2011;475(7354):101-105.

19. Puente XS et al. Non-coding recurrent mutations in chronic lymphocytic leukaemia. Nature 2015;526 (7574):519-524.

20. Jackson SP, J Bartek. The DNA-damage response in human biology and disease. Nature 2009;461(7267): 1071-1078.

21. Oakes CC et al. DNA methylation dynamics during B cell maturation underlie a continuum of disease phenotypes in chronic lymphocytic leukemia. Nat Genet 2016; 48(3):253-264.

22. Beekman R et al. The reference epigenome and regulatory chromatin landscape of chronic lymphocytic leukemia. Nat Med 2018;24(6):868-880.

23. Landau DA, et al. Locally disordered methylation forms the basis of intratumor methylome variation in chronic lymphocytic leukemia. Cancer Cell 2014;26(6): 813-825.

24. Tsukada N et al. Distinctive features of "nurselike" cells that differentiate in the context of chronic lymphocytic leukemia. Blood 2002;99(3):1030-1037.

25. Pedersen IM et al. Protection of CLL B cells by a follicular dendritic cell line is dependent on induction of Mcl-1. Blood 2002;100(5):1795-1801.

26. Burger JA et al. Ibrutinib as initial therapy for patients with chronic lymphocytic leukemia. N Engl J Med 2015; 373(25):2425-2437.

27. Chiorazzi N et al. Chronic lymphocytic leukemia. N Engl J Med 2005;352(8):804-815.

28. Burger JA et al. Ibrutinib as initial therapy for patients with chronic lymphocytic leukemia. N Engl J Med 2015; 373(25):2425-2437.

29. Reinart N et al. Delayed development of chronic lymphocytic leukemia in the absence of macrophage migration inhibitory factor. Blood 2013;121(5):812-821.

30. Nguyen PH et al. LYN kinase in the tumor microenvironment is essential for the progression of chronic lymphocytic leukemia. Cancer Cell 2016;30(4):610-622.

31. Fiorcari S et al. Ibrutinib modifies the function of monocyte/macrophage population in chronic lymphocytic leukemia. Oncotarget 2016;7(40):65968-65981.

32. Galletti G et al. B cells and macrophages pursue a common path toward the development and progression of chronic lymphocytic leukemia. Leukemia 2016; 30(12):2293-2301.

33. Herman SE et al. Treatment with ibrutinib inhibits BTK- and VLA-4-dependent adhesion of chronic lymphocytic leukemia cells in vivo. Clin Cancer Res 2015; 21(20):4642-4651.

34. Maffei R et al. Targeting neoplastic B cells and harnessing microenvironment: the "double face" of ibrutinib and idelalisib. J Hematol Oncol 2015;8:60.

35. Hallek M et al. iwCLL guidelines for diagnosis, indications for treatment, response assessment, and supportive management of CLL. Blood 2018;131(25):2745-2760.

36. Moreau EJ et al. Improvement of the chronic lymphocytic leukemia scoring system with the monoclonal antibody SN8 (CD79b). Am J Clin Pathol 1997;108(4): 378-382.

37. Ginaldi L et al. Levels of expression of CD19 and CD20 in chronic B cell leukaemias. J Clin Pathol 1998; 51(5):364-369.

38. Matutes E et al. The immunological profile of B-cell disorders and proposal of a scoring system for the diagnosis of CLL. Leukemia 1994;8:1640-1645.

39. Morice WG et al. Predictive value of blood and bone marrow flow cytometry in B-cell lymphoma classification: comparative analysis of flow cytometry and tissue biopsy in 252 patients. Mayo Clin Proc 2008;83(7):776-785.

40. Rawstron AC et al. Reproducible diagnosis of chronic lymphocytic leukemia by flow cytometry: An European Research Initiative on CLL (ERIC) & European Society for Clinical Cell Analysis (ESCCA) Harmonisation project. Cytometry B Clin Cytom 2018;94(1):121-128.

41. Rai KR et al. Clinical staging of chronic lymphocytic leukemia. Blood 1975;46(2):219-234.

42. Binet JL et al. A new prognostic classification of chronic lymphocytic leukemia derived from a multivariate survival analysis. Cancer 1981;48(1):198-206.

43. Rai KR. A critical analysis of staging in CLL. Chronic Lymphocytic Leukemia: Recent Progress and Future Directions. R. P. Gale and K. R. Rai. New York, Alan R.Liss.: 1987;253-264.

44. Pflug N et al. Development of a comprehensive prognostic index for patients with chronic lymphocytic leukemia. Blood 2014;124(1):49-62.

45. Cramer P, M Hallek. Prognostic factors in chronic lymphocytic leukemia-what do we need to know? Nat Rev Clin Oncol 2011;8(1):38-47.

46. Cortese D et al. On the way towards a 'CLL prognostic index': focus on TP53, BIRC3, SF3B1, NOTCH1 and MYD88 in a population-based cohort. Leukemia 2014; 28(3):710-713.

47. Shanafelt TD et al. Validation of a new prognostic index for patients with chronic lymphocytic leukemia. Cancer 2009;115(2):363-372.

48. Wierda WG et al. Prognostic nomogram and index for overall survival in previously untreated patients with chronic lymphocytic leukemia. Blood 2007;109(11): 4679-4685.

49. International CLL IPI working group. An international prognostic index for patients with chronic lymphocytic leukaemia (CLL-IPI): a meta-analysis of individual patient data. Lancet Oncol 2016;17(6):779-790.

50. Dighiero G et al. Chlorambucil in indolent chronic lymphocytic leukemia. N Engl J Med 1998;338(21): 1506-1514.

51. Shustik C et al. Treatment of early chronic lymphocytic leukemia: intermittent chlorambucil versus observation. Hematol Oncol 1988;6(1):7-12.

52. Montserrat E et al. Chronic lymphocytic leukemia treatment: an interim report of PETHEMA trials. Leuk Lymphoma 1991;5(suppl. 1):89-92.

53. CLL trialists collaborative group. Chemotherapeutic options in chronic lymphocytic leukemia. J Natl Cancer Inst 1999;91:861-868.

54. Condoluci A et al. International prognostic score for asymptomatic early-stage chronic lymphocytic leukemia. Blood 2020;135(21):1859-1869.

55. Hallek M et al. Chronic lymphocytic leukaemia. Lancet 2018;391(10129):1524-1537.

56. Rawstron AC et al. A complementary role of multiparameter flow cytometry and high-throughput sequencing for minimal residual disease detection in chronic lymphocytic leukemia: an European Research Initiative on CLL study. Leukemia 2016;30(4):929-936.

57. Kovacs G et al. Minimal residual disease assessment improves prediction of outcome in patients with chronic lymphocytic leukemia (CLL) who achieve partial response: comprehensive analysis of two phase III studies of the German CLL Study Group. J Clin Oncol 2016;34 (31):3758-3765.

58. Bottcher S et al. Minimal residual disease quantification is an independent predictor of progression-free and overall survival in chronic lymphocytic leukemia: a multivariate analysis from the randomized GCLLSG CLL8 trial. J Clin Oncol 2012;30(9):980-988.

59. Dreger P et al. Allogeneic stem cell transplantation provides durable disease control in poor-risk chronic lymphocytic leukemia: long-term clinical and MRD results of the German CLL Study Group CLL3X trial. Blood 2010;116(14):2438-2447.

60. Moreton P et al. Eradication of minimal residual disease in B-cell chronic lymphocytic leukemia after alemtuzumab therapy is associated with prolonged survival. J Clin Oncol 2005;23(13):2971-2979.

61. Wendtner CM et al. Consolidation with alemtuzumab in patients with chronic lymphocytic leukemia (CLL) in first remission--experience on safety and efficacy within a randomized multicenter phase III trial of the German CLL Study Group (GCLLSG). Leukemia 2004;18(6):1093-1101.

62. Kovacs G et al. Minimal residual disease assessment improves prediction of outcome in patients with chronic lymphocytic leukemia (CLL) who achieve partial response: comprehensive analysis of two phase III studies of the German CLL Study Group. J Clin Oncol 2016;34 (31):3758-3765.

63. Kurtz DM et al. Dynamic risk profiling using serial tumor biomarkers for personalized outcome prediction. Cell 2019;178(3):699-713.e619.

64. Al-Sawaf O et al. Minimal residual disease dynamics after venetoclax-obinutuzumab treatment: Extended off-treatment follow-up from the randomized CLL14 study. J Clin Oncol 2021;39(36):4049-4060.

65. Anaissie EJ et al. Infections in patients with chronic lymphocytic leukemia treated with fludarabine. Ann Intern Med 1998;129(7):559-566.

66. Plunkett W et al. Fludarabine: pharmacokinetics, mechanisms of action, and rationales for combination therapies. Semin Oncol 1993;20(5 Suppl 7):2-12.

67. Rai KR et al. Fludarabine compared with chlorambucil as primary therapy for chronic lymphocytic leukemia. N Engl J Med 2000;343(24):1750-1757.

68. Ozegowski W, D Kreb. ω-[Bis-(β-chloräthyl)-amino-benzimidazolyl-(2)]-propion- bzw. -buttersäuren als potentielle Cytostatika. J Prakt Chem. B 1963;20(3-4):178-186.

69. Knauf WU et al. Phase III randomized study of bendamustine compared with chlorambucil in previously untreated patients with chronic lymphocytic leukemia. J Clin Oncol 2009;27(26):4378-4384.

70. Cragg MS et al. The biology of CD20 and its potential as a target for mAb therapy. Curr Dir Autoimmun 2005;8:140-174.

71. Hagemeister F. Rituximab for the treatment of non-Hodgkin's lymphoma and chronic lymphocytic leukaemia. Drugs 70(3):261-272.

72. Bauer K et al. Rituximab, ofatumumab and other monoclonal anti-CD20 antibodies for chronic lymphocytic leukaemia. Cochrane Database Syst Rev 2012;11: CD008079.

73. Cang S et al. Novel CD20 monoclonal antibodies for lymphoma therapy. J Hematol Oncol 2012;5:64.

74. Maloney DG. Anti-CD20 antibody therapy for B-cell lymphomas. N Engl J Med 2012;366(21):2008-2016.

75. Huhn D et al. Rituximab therapy of patients with B-cell chronic lymphocytic leukemia. Blood 2001;98(5): 1326-1331.

76. O'Brien SM et al. Rituximab dose-escalation trial in chronic lymphocytic leukemia. J Clin Oncol 2001;19(8): 2165-2170.

77. Patz M et al. Comparison of the in vitro effects of the anti-CD20 antibodies rituximab and GA101 on chronic lymphocytic leukaemia cells. Br J Haematol 2011;152(3): 295-306.

78. Mossner E et al. Increasing the efficacy of CD20 antibody therapy through the engineering of a new type II anti-CD20 antibody with enhanced direct and immune effector cell-mediated B-cell cytotoxicity. Blood 2010; 115(22):4393-4402.

79. Cartron G et al. Obinutuzumab (GA101) in relapsed/ refractory chronic lymphocytic leukemia: final data from the phase 1/2 GAUGUIN study. Blood 2014;124 (14):2196-2202.

80. Petlickovski A et al. Sustained signaling through the B-cell receptor induces Mcl-1 and promotes survival of chronic lymphocytic leukemia B cells. Blood 2005;105 (12):4820-4827.

81. Stevenson FK et al. B-cell receptor signaling in chronic lymphocytic leukemia. Blood 2011;118(16):4313-4320.

82. Wiestner A. Emerging role of kinase-targeted strategies in chronic lymphocytic leukemia. Hematology Am Soc Hematol Educ Program 2012:88-96.

83. Okkenhaug K, B Vanhaesebroeck. PI3K in lymphocyte development, differentiation and activation. Nat Rev Immunol 2003;3(4):317-330.

84. Hoellenriegel J et al. The phosphoinositide 3'-kinase delta inhibitor, CAL-101, inhibits B-cell receptor signaling and chemokine networks in chronic lymphocytic leukemia. Blood 2011;118(13):3603-3612.

85. Brown JR et al. Idelalisib, an inhibitor of phosphatidylinositol 3-kinase p110delta, for relapsed/refractory chronic lymphocytic leukemia. Blood 2014;123(22): 3390-3397.

86. Lampson BL et al. Idelalisib given front-line for treatment of chronic lymphocytic leukemia causes frequent

immune-mediated hepatotoxicity. Blood 2016;128(2): 195-203.

87. Flinn IW et al. The phase 3 DUO trial: duvelisib vs ofatumumab in relapsed and refractory CLL/SLL. Blood 2018;132(23):2446-2455.

88. Lunning M et al. Ublituximab and umbralisib in relapsed/refractory B-cell non-Hodgkin lymphoma and chronic lymphocytic leukemia. Blood 2019;134(21): 1811-1820.

89. Roeker LE et al. Adding umbralisib and ublituximab (U2) toIbrutinib in patients with CLL: A phase II study of an MRD-driven approach. Clin Cancer Res 2022; 28(18):3958-3964.

90. Herman SE et al. Bruton tyrosine kinase represents a promising therapeutic target for treatment of chronic lymphocytic leukemia and is effectively targeted by PCI-32765. Blood 2011;117(23):6287-6296.

91. Wen T et al. Inhibitors targeting Bruton's tyrosine kinase in cancers: drug development advances. Leukemia 2021;35(2):312-332.

92. Advani RH et al. Bruton tyrosine kinase inhibitor ibrutinib (PCI-32765) has significant activity in patients with relapsed/refractory B-cell malignancies. J Clin Oncol 2013;31(1):88-94.

93. Byrd JC et al. Targeting BTK with ibrutinib in relapsed chronic lymphocytic leukemia. N Engl J Med 2013;369(1):32-42.

94. Ahn IE et al. Ibrutinib for chronic lymphocytic leukemia with TP53 alterations. N Engl J Med 2020;383(5): 498-500.

95. Woyach JA et al. Ibrutinib regimens versus chemoimmunotherapy in older patients with untreated CLL. N Engl J Med 2018;379(26):2517-2528.

97. Byrd JC et al. Ibrutinib versus ofatumumab in previously treated chronic lymphoid leukemia. N Engl J Med 2014;371(3):213-223.

98. Woyach JA et al. Resistance mechanisms for the Bruton's tyrosine kinase inhibitor ibrutinib. N Engl J Med 2014; 370(24):2286-2294.

99. Maddocks KJ et al. Etiology of ibrutinib therapy discontinuation and outcomes in patients with chronic lymphocytic leukemia. JAMA Oncol 2015;1(1):80-87.

100. Woyach JA et al. BTK(C481S)-mediated resistance to ibrutinib in chronic lymphocytic leukemia. J Clin Oncol 2017;35(13):1437-1443.

101. Leong DP et al. The risk of atrial fibrillation with ibrutinib use: a systematic review and meta-analysis. Blood 2016;128(1):138-140.

102. Dickerson T et al. Hypertension and incident cardiovascular events following ibrutinib initiation. Blood 2019;134(22):1919-1928.

103. Byrd JC et al. Acalabrutinib (ACP-196) in relapsed chronic lymphocytic leukemia. N Engl J Med 2016;374 (4):323-332.

104. Byrd JC et al. Acalabrutinib monotherapy in patients with relapsed/refractory chronic lymphocytic leukemia: updated phase 2 results. Blood 2020;135(15): 1204-1213.

105. Byrd JC et al. Acalabrutinib in treatment-naive chronic lymphocytic leukemia. Blood 2021;137(24): 3327-3338.

106. Rogers KA et al. Phase II study of acalabrutinib in ibrutinib-intolerant patients with relapsed/refractory chronic lymphocytic leukemia. Haematologica 2021;106 (9):2364-2373.

107. Ghia P et al. ASCEND: Phase III, randomized trial of acalabrutinib versus idelalisib plus rituximab or bendamustine plus rituximab in relapsed or refractory chronic lymphocytic leukemia. J Clin Oncol 2020;38(25):2849-2861.

108. Byrd JC et al. Acalabrutinib versus ibrutinib in previously treated chronic lymphocytic leukemia: Results of the first randomized phase III trial. J Clin Oncol 2021;39 (31):3441-3452.

109. Tam CS et al. Phase 1 study of the selective BTK inhibitor zanubrutinib in B-cell malignancies and safety and efficacy evaluation in CLL. Blood 2019;134(11):851-859.

110. Brown JR et al. Zanubrutinib or ibrutinib in relapsed or refractory chronic lymphocytic leukemia. N Engl J Med 2023;388(4):319-332.

111. Tam CS et al. Zanubrutinib versus bendamustine and rituximab in untreated chronic lymphocytic leukaemia and small lymphocytic lymphoma (SEQUOIA): a randomised, controlled, phase 3 trial. Lancet Oncol 2022;23(8):1031-1043.

112. Brown JR et al. Incidence of and risk factors for major haemorrhage in patients treated with ibrutinib: An integrated analysis. Br J Haematol 2019;184(4):558-569.

113. Mato AR et al. Pirtobrutinib in relapsed or refractory B-cell malignancies (BRUIN): a phase 1/2 study. Lancet 2021;397(10277): 892-901.

114. Burger JA et al. Ibrutinib as initial therapy for patients with chronic lymphocytic leukemia. N Engl J Med 2015;373(25):2425-2437.

115. Shanafelt TD et al. Ibrutinib-rituximab or chemoimmunotherapy for chronic lymphocytic leukemia. N Engl J Med 2019;381(5):432-443.

116. Munir T et al. Chronic lymphocytic leukemia therapy guided by measurable residual disease. NEJM 2024; 390(4):326-337.

117. Moreno C et al. Ibrutinib plus obinutuzumab versus chlorambucil plus obinutuzumab in first-line treatment

of chronic lymphocytic leukaemia (iLLUMINATE): a multicentre, randomised, open-label, phase 3 trial. Lancet Oncol 2019;20(1):43-56.

118. von Tresckow J et al. CLL2-BIG: sequential treatment with bendamustine, ibrutinib and obinutuzumab (GA101) in chronic lymphocytic leukemia. Leukemia 2019;33(5):1161-1172.

119. Woyach JA et al. Acalabrutinib plus obinutuzumab in treatment-naive and relapsed/refractory chronic lymphocytic leukemia. Cancer Discov 2020;10(3):394-405.

120. Sharman JP et al. Acalabrutinib with or without obinutuzumab versus chlorambucil and obinutuzmab for treatment-naive chronic lymphocytic leukaemia (ELEVATE TN): a randomised, controlled, phase 3 trial. Lancet 2020;395(10232):1278-1291.

121. Chao DT, SJ Korsmeyer. BCL-2 family: regulators of cell death. Annu Rev Immunol 1998;16:395-419.

122. Tsujimoto Y et al. Cloning of the chromosome breakpoint of neoplastic B cells with the t(14;18) chromosome translocation. Science 1984;226(4678):1097-1099.

123. Souers AJ et al. ABT-199, a potent and selective BCL-2 inhibitor, achieves antitumor activity while sparing platelets. Nat Med 2013;19(2):202-208.

124. Seymour JF et al. ABT-199 (GDC-0199) in relapsed/ refractory (R/R) chronic lymphocytic leukemia (CLL) and small lymphocytic lymphoma (SLL): High complete- response rate and durable disease control. J Clin Oncol 2014;32(5s (suppl.)):abstr 7015.

125. Stilgenbauer S et al. Venetoclax in relapsed or refractory chronic lymphocytic leukaemia with 17p deletion: a multicentre, open-label, phase 2 study. Lancet Oncol 2016;17(6):768-778.

126. Roberts AW et al. Targeting BCL2 with venetoclax in relapsed chronic lymphocytic leukemia. N Engl J Med 2016;M374(4):311-322.

127. Dreger P et al. High-risk chronic lymphocytic leukemia in the era of pathway inhibitors: integrating molecular and cellular therapies. Blood 2018;132(9):892-902.

128. Turtle CJ et al. Durable molecular remissions in chronic lymphocytic leukemia treated with CD19-specific chimeric antigen receptor-modified T cells after failure of ibrutinib. J Clin Oncol 2017;35(26):3010-3020.

129. Frey NV et al. Long-term outcomes from a randomized dose optimization study of chimeric antigen receptor modified T cells in relapsed chronic lymphocytic leukemia. J Clin Oncol 2020;38(25):2862-2871.

130. Siddiqi T et al. Lisocabtagene maraleucel in chronic lymphocytic leukaemia and small lymphocytic lymphoma (TRANSCEND CLL 004): a multicentre, open-label, single-arm, phase 1–2 study. Lancet 2023;402:641-54.

131. Hallek M. On the architecture of translational research designed to control chronic lymphocytic leukemia. Hematology Am Soc Hematol Educ Program 2018; 2018(1):1-8.

132. Hallek M. Signaling the end of chronic lymphocytic leukemia: new frontline treatment strategies. Blood 2013;122(23):3723-3734.

133. Di Gaetano N et al. Synergism between fludarabine and rituximab revealed in a follicular lymphoma cell line resistant to the cytotoxic activity of either drug alone. Br J Haematol 2001;114(4):800-809.

134. Tam CS et al. Long-term results of the fludarabine, cyclophosphamide, and rituximab regimen as initial therapy of chronic lymphocytic leukemia. Blood 2008;112 (4):975-980.

135. Thompson PA et al. Fludarabine, cyclophosphamide, and rituximab treatment achieves long-term disease-free survival in IGHV-mutated chronic lymphocytic leukemia. Blood 2016;127(3):303-309.

136. Fischer K et al. Long-term remissions after FCR chemoimmunotherapy in previously untreated patients with CLL: updated results of the CLL8 trial. Blood 2016; 127(2):208-215.

137. Eichhorst B et al. First-line chemoimmunotherapy with bendamustine and rituximab versus fludarabine, cyclophosphamide, and rituximab in patients with advanced chronic lymphocytic leukaemia (CLL10): an international, open-label, randomised, phase 3, non-inferiority trial. Lancet Oncol 2016;17(7):928-942.

138. Fischer K et al. Bendamustine in combination with rituximab for previously untreated patients with chronic lymphocytic leukemia: a multicenter phase II trial of the German Chronic Lymphocytic Leukemia Study Group. J Clin Oncol 2012;30(26):3209-16.

140. Parikh SA et al. Frontline chemoimmunotherapy with fludarabine, cyclophosphamide, alemtuzumab, and rituximab for high-risk chronic lymphocytic leukemia. Blood 2011;118(8):2062-2068.

141. Bosch F et al. Rituximab, fludarabine, cyclophosphamide, and mitoxantrone: a new, highly active chemoimmunotherapy regimen for chronic lymphocytic leukemia. J Clin Oncol 2009;27(27):4578-4584.

142. Goede V et al. Obinutuzumab plus chlorambucil in patients with CLL and coexisting conditions. N Engl J Med 2014;370(12):1101-1110.

143. Hillmen P et al. Rituximab plus chlorambucil as first-line treatment for chronic lymphocytic leukemia: final analysis of an open-label phase II study. J Clin Oncol 2014;32:1236-1241.

144. Foa R et al. Chlorambucil plus rituximab with or without maintenance rituximab as first-line treatment

for elderly chronic lymphocytic leukemia patients. Am J Hematol 2014;89(5):480-486.

145. Goede V et al. Chemoimmunotherapy with GA101 plus chlorambucil in patients with chronic lymphocytic leukemia and comorbidity: results of the CLL11 (BO21004) safety run-in. Leukemia 2013;27(5):1172-1174.

146. Valentin G et al. Overall survival benefit of obinutuzumab over rituximab when combined with chlorambucil in patients with Chronic Lymphocytic Leukemia and comorbidities: Final survival analysis of the CLL11 study. (Abstract release date: 05/17/18) EHA Library. Goede V. 06/15/2018; 215923; S151 Topic: 3Aj Chronic lymphocytic leukemia/small lymphocytic lymphoma (CLL/SLL)

147. Borge M et al. Ibrutinib impairs the phagocytosis of rituximab-coated leukemic cells from chronic lymphocytic leukemia patients by human macrophages. Haematologica 2015;100(4):e140-142.

148. Kohrt HE et al. Ibrutinib antagonizes rituximab-dependent NK cell-mediated cytotoxicity. Blood 2014; 123(12):1957-1960.

149. Burger JA et al. Safety and activity of ibrutinib plus rituximab for patients with high-risk chronic lymphocytic leukaemia: a single-arm, phase 2 study. Lancet Oncol 2014;15(10):1090-1099.

150. Jain P et al. Long-term follow-up of treatment with ibrutinib and rituximab in patients with high-risk chronic lymphocytic leukemia. Clin Cancer Res 2017;23(9): 2154-2158.

152. Moreno C et al. First-line treatment of chronic lymphocytic leukemia with ibrutinib plus obinutuzumab versus chlorambucil plus obinutuzumab: final analysis of the randomized, phase III iLLUMINATE trial. Haematologica 2022;107(9):2108-2120.

153. Sharman JP et al. Efficacy and safety in a 4-year follow-up of the ELEVATE-TN study comparing acalabrutinib with or without obinutuzumab versus obinutuzumab plus chlorambucil in treatment-naïve chronic lymphocytic leukemia. Leukemia 2022;36(4):1171-1175.

154. Chanan-Khan A et al. Ibrutinib combined with bendamustine and rituximab compared with placebo, bendamustine, and rituximab for previously treated chronic lymphocytic leukaemia or small lymphocytic lymphoma (HELIOS): a randomised, double-blind, phase 3 study. Lancet Oncol 2016;17(2):200-211.

155. Seymour JF et al. Venetoclax plus rituximab in relapsed or refractory chronic lymphocytic leukaemia: a phase 1b study. Lancet Oncol 2017;18(2):230-240.

156. Seymour JF et al. Venetoclax-rituximab in relapsed or refractory chronic lymphocytic leukemia. N Engl J Med 2018;378(12):1107-1120.

157. Seymour JF et al. Enduring undetectable MRD and updated outcomes in relapsed/refractory CLL after fixed-duration venetoclax-rituximab. Blood 2022;140 (8):839-850.

158. Fischer K et al. Venetoclax and obinutuzumab in chronic lymphocytic leukemia. Blood 2017;129(19): 2702-2705.

159. Fischer K et al. Venetoclax and obinutuzumab in patients with CLL and coexisting conditions. N Engl J Med 2019;380(23):2225-2236.

160. Al-Sawaf O et al. Minimal residual disease dynamics after venetoclax-obinutuzumab treatment: Extended off-treatment follow-up from the randomized CLL14 study. J Clin Oncol 2021;39(36):4049-4060.

161. Al-Sawaf O et al. Transcriptomic profiles and 5-year results from the randomized CLL14 study of venetoclax plus obinutuzumab versus chlorambucil plus obinutuzumab in chronic lymphocytic leukemia. Nat Commun 2023;14(1):2147.

162. Hillmen P et al. Ibrutinib plus venetoclax in relapsed/refractory chronic lymphocytic leukemia: The CLARITY Study. J Clin Oncol 2019;37(30):2722-2729.

163. Jain N et al. Ibrutinib and venetoclax for first-line treatment of CLL. N Engl J Med 2019;380(22):2095-2103.

164. Tam CS et al. Fixed-duration ibrutinib plus venetoclax for first-line treatment of CLL: primary analysis of the CAPTIVATE FD cohort. Blood 2022;139(22):3278-3289.

165. Kater A et al. Fixed-duration ibrutinib and venetoclax (I+V) versus chlorambucil plus obinutuzumab (CLB+O) for first-line (1L) chronic lymphocytic leukemia (CLL): Primary analysis of the phase 3 GLOW study. EHA Library: LB1902. 2021

166. Furman RR et al. Idelalisib and rituximab in relapsed chronic lymphocytic leukemia. N Engl J Med 2014;370(11):997-1007.

167. Sharman JP et al. Final results of a randomized, phase III study of rituximab with or without idelalisib followed by open-label idelalisib in patients with relapsed chronic lymphocytic leukemia. J Clin Oncol JCO1801460. 2019

168. FDA. Zydelig prescribing information. 2018. Retrieved 24 July 2019

169. Eyre TA et al. Idelalisib-rituximab induces durable remissions in TP53 disrupted B-PLL but results in significant toxicity: updated results of the UK-wide compassionate use programme. Br J Haematol 2019;184(4): 667-671.

170. Chen Q et al. Economic burden of chronic lymphocytic leukemia in the era of oral targeted therapies in the United States. J Clin Oncol 2017;35(2):166-174.

171. Quinquenel A et al. High prevalence of BTK mutations on ibrutinib therapy after 3 years of treatment in a real-life cohort of CLL patients: A study from the French Innovative Leukemia Organization (FILO) Group. Blood 2018;132(Suppl 1):584-584.

172. Mato A et al. Prognostic testing patterns and outcomes of chronic lymphocytic leukemia patients stratified by fluorescence in situ hybridization/cytogenetics: a real-world clinical experience in the Connect CLL Registry. Clin Lymphoma Myeloma Leuk 2018;18(2):114-124 e112.

173. Aslan B et al. Pirtobrutinib inhibits wild-type and mutant Bruton's tyrosine kinase-mediated signaling in chronic lymphocytic leukemia. Blood Cancer J 2022;12 (5):80.

174. Mato AR et al. Pirtobrutinib in relapsed or refractory B-cell malignancies (BRUIN): a phase 1/2 study. Lancet 2021;397(10277):892-901.

175. Siddiqi T et al. Phase 1 TRANSCEND CLL 004 study of lisocabtagene maraleucel in patients with relapsed/refractory CLL or SLL. Blood 2021

176. Dreger P et al. High-risk chronic lymphocytic leukemia in the era of pathway inhibitors: integrating molecular and cellular therapies. Blood 2018;132(9):892-902.

177. Dreger P et al. Managing high-risk chronic lymphocytic leukemia during transition to a new treatment era: stem cell transplantation or novel agents? Blood 2014; 124:3841-3849.

179. Cramer P et al. CLL2-BXX Phase II trials: sequential, targeted treatment for eradication of minimal residual disease in chronic lymphocytic leukemia. Future Oncol 2018;14(6):499-513.

180. Herling CD et al. Clonal dynamics towards the development of venetoclax resistance in chronic lymphocytic leukemia. Nature communications 2018;9(1):727.

181. Ahn IE et al. Clonal evolution leading to ibrutinib resistance in chronic lymphocytic leukemia. Blood 2017; 129(11):1469-1479.

182. Jaglowski SM et al. Safety and activity of BTK inhibitor ibrutinib combined with ofatumumab in chronic lymphocytic leukemia: a phase 1b/2 study. Blood 2015; 126(7):842-850.

183. Jain P et al. Long-term follow-up of treatment with ibrutinib and rituximab in patients with high-risk chronic lymphocytic leukemia. Clin Cancer Res 2017;23(9): 2154-2158.

184. Rogers KA et al. Phase 1b study of obinutuzumab, ibrutinib, and venetoclax in relapsed and refractory chronic lymphocytic leukemia. Blood 2018;132(15): 1568-1572.

185. Cramer P et al. Bendamustine followed by obinutuzumab and venetoclax in chronic lymphocytic leukaemia (CLL2-BAG): primary endpoint analysis of a multicentre, open-label, phase 2 trial. Lancet Oncol 2018; 19(9): 1215-1228.

186. Kater AP et al. Fixed duration of venetoclax-rituximab in relapsed/refractory chronic lymphocytic leukemia eradicates minimal residual disease and prolongs survival: Post-treatment follow-up of the MURANO phase III study. J Clin Oncol 2019;37(4):269-277.

187. Long M et al. Ibrutinib treatment improves T cell number and function in CLL patients. J Clin Invest 2017;127(8):3052-3064.

188. Fraietta JA et al. Ibrutinib enhances chimeric antigen receptor T-cell engraftment and efficacy in leukemia. Blood 2016;127(9):1117-1127.

189. Gauthier J et al. Comparison of efficacy and toxicity of CD19-specific chimeric antigen receptor T-cells alone or in combination with ibrutinib for relapsed and/or refractory CLL. Blood 2018;132(Suppl 1):299-299.

190. Gill SI et al. Prospective clinical trial of anti-CD19 CAR T cells in combination with ibrutinib for the treatment of chronic lymphocytic leukemia shows a high response rate. Blood 2018;132(Suppl 1):298-298.

191. Lew TE et al. Outcomes of patients with CLL sequentially resistant to both BCL2 and BTK inhibition. Blood Adv 2021;5(20):4054-4058.

192. Naeem A et al. Pirtobrutinib targets BTK C481S in ibrutinib-resistant CLL but second-site BTK mutations lead to resistance. Blood Adv 2022

193. Al-Sawaf O et al. Richter transformation in chronic lymphocytic leukemia (CLL)-a pooled analysis of German CLL Study Group (GCLLSG) front line treatment trials. Leukemia 2021;35(1):169-176.

194. Alaggio R et al. The 5th edition of the World Health Organization Classification of Haematolymphoid Tumours: Lymphoid Neoplasms. Leukemia 2022;36(7): 1720-1748.

195. Chigrinova E et al. Two main genetic pathways lead to the transformation of chronic lymphocytic leukemia to Richter syndrome. Blood 2013;122(15):2673-2682.

196. Rossi D et al. Mutations of NOTCH1 are an independent predictor of survival in chronic lymphocytic leukemia. Blood 2012;119(2):521-529.

197. Rossi D, G Gaidano. Richter syndrome: pathogenesis and management. Semin Oncol 2016;43(2):311-319.

198. Rossi D et al. The genetics of Richter syndrome reveals disease heterogeneity and predicts survival after transformation. Blood 2011;117(12):3391-3401.

199. Mato AR et al. Utility of PET-CT in patients with chronic lymphocytic leukemia following B-cell receptor pathway inhibitor therapy. Haematologica 2019

200. Langerbeins P et al. Poor efficacy and tolerability of R-CHOP in relapsed/refractory chronic lymphocytic leukemia and Richter transformation. Am J Hematol 2014;89(12):E239-243.

201. Davids MS et al. Acalabrutinib, venetoclax, and obinutuzumab as frontline treatment for chronic lymphocytic leukaemia: a single-arm, open-label, phase 2 study. Lancet Oncol 2021;22(10):1391-1402.

202. Kharfan-Dabaja MA et al. Clinical practice recommendations for use of allogeneic hematopoietic cell transplantation in chronic lymphocytic leukemia on behalf of the guidelines committee of the American Society for Blood and Marrow Transplantation. Biol Blood Marrow Transplant 2016;22(12):2117-2125.

203. Cwynarski K et al. Autologous and allogeneic stem-cell transplantation for transformed chronic lymphocytic leukemia (Richter's syndrome): A retrospective analysis from the chronic lymphocytic leukemia subcommittee of the chronic leukemia working party and lymphoma working party of the European Group for Blood and Marrow Transplantation. J Clin Oncol 2012; 30(18):2211-2217.

204. Kittai AS et al. Clinical activity of axicabtagene ciloleucel in adult patients with Richter syndrome. Blood Adv 2020;4(19):4648-4652.

205. Classen AY et al. Primary prophylaxis of bacterial infections and Pneumocystis jirovecii pneumonia in patients with hematologic malignancies and solid tumors: 2020 updated guidelines of the Infectious Diseases Working Party of the German Society of Hematology and Medical Oncology (AGIHO/DGHO). Ann Hematol 2021;100(6):1603-20.

206. Henze L et al. Management of herpesvirus reactivations in patients with solid tumours and hematologic malignancies: update of the Guidelines of the Infectious Diseases Working Party (AGIHO) of the German Society for Hematology and Medical Oncology (DGHO) on herpes simplex virus type 1, herpes simplex virus type 2, and varicella zoster virus. Ann Hematol 2022;101(3):491-511.

207. Sandherr M et al. Antiviral prophylaxis in patients with solid tumours and haematological malignancies—update of the Guidelines of the Infectious Diseases Working Party (AGIHO) of the German Society for Hematology and Medical Oncology (DGHO). Ann Hematol 2015;94(9):1441-50.

208. Stemler J et al. Primary prophylaxis of invasive fungal diseases in patients with haematological malignancies: 2022 update of the recommendations of the Infectious Diseases Working Party (AGIHO) of the German Society for Haematology and Medical Oncology (DGHO). J Antimicrob Chemother 2023;78(8):1813-26.

209. Freeman JA et al. Immunoglobulin G subclass deficiency and infection risk in 150 patients with chronic lymphocytic leukemia. Leuk Lymphoma 2013;54(1):99-104.

210. Molica S et al. Prophylaxis against infections with low-dose intravenous immunoglobulins (IVIG) in chronic lymphocytic leukemia. Results of a crossover study. Haematol 1996;81(2):121-6.

211. Gale RP et al. Intravenous immunoglobulin for the prevention of infection in chronic lymphocytic leukemia. A randomized, controlled clinical trial. N Engl J Med 1988;319(14):902-7.

212. Chai KL et al. Interventions to reduce infections in patients with hematological malignancies: a systematic review and meta-analysis. Blood Adv 2023;7(1):20-31.

213. Sim B et al. Immunoglobulin replacement in hematological malignancies: a focus on evidence, alternatives, dosing strategy, and cessation rule. Leuk Lymphoma 2023;64(1):18-29.

214. Vacca A et al. Subcutaneous immunoglobulins in patients with multiple myeloma and secondary hypogammaglobulinemia: a randomized trial. Clin Immunol 2018;191:110-5.

215. Cornely O et al. Prosid study: evaluating efficacy and safety of intravenous immunoglobulin (ivig) 10% in primary infection prophylaxis in patients with chronic lymphocytic leukemia - Study design. Hemasphere 2021;5(SUPPL 2): 717.

216. Sandherr M et al. Antiviral prophylaxis in patients with haematological malignancies and solid tumours: Guidelines of the Infectious Diseases Working Party (AGIHO) of the German Society for Hematology and Oncology (DGHO). Ann Oncol 2006;17(7):1051-9.

217. Maschmeyer G et al. Infections associated with immunotherapeutic and molecular targeted agents in hematology and oncology. A position paper by the European Conference on Infections in Leukemia (ECIL). Leukemia 2019;33(4):844-62.

218. Mikulska M et al. ESCMID Study Group for Infections in Compromised Hosts (ESGICH) Consensus Document on the safety of targeted and biological therapies: an infectious diseases perspective (Agents targeting lymphoid cells surface antigens [I]: CD19, CD20 and CD52). Clin Microbiol Infect 2018; 24 Suppl 2:S71-S82.

219. Satterthwaite AB, Witte ON. The role of Bruton's tyrosine kinase in B-cell development and function: a genetic perspective. Immunol Rev 2000;175:120-7.

220. Bruton OC. Agammaglobulinemia. Pediat 1952; 9(6):722-8.

221. Burger JA et al. Ibrutinib as initial therapy for patients with chronic lymphocytic leukemia. N Engl J Med 2015; 373(25):2425-37.

222. Byrd JC et al. Ibrutinib versus ofatumumab in previously treated chronic lymphoid leukemia. N Engl J Med 2014;371(3):213-23.

223. Wang ML et al. Targeting BTK with ibrutinib in relapsed or refractory mantle-cell lymphoma. N Engl J Med 2013;369(6):507-16.

224. Okamoto K et al. Disseminated cryptococcal disease in a patient with chronic lymphocytic leukemia on ibrutinib. Case Rep Infect Dis 2016; 2016:4642831.

225. Messina JA et al. Disseminated cryptococcosis with brain involvement in patients with chronic lymphoid malignancies on ibrutinib. Open Forum Infect Dis 2017; 4(1): ofw261.

226. Sun K et al. Cryptococcal meningoencephalitis in patients with mantle cell lymphoma on ibrutinib. E Cancer Medical Science 2018;12: 836.

227. Wang SY et al. Miliary tuberculosis after initiation of ibrutinib in chronic lymphocytic leukemia. Ann Hematol 2015;94(8):1419-20.

228. Cavallari M et al. Hemophagocytic Lymphohistiocytosis after EBV reactivation and ibrutinib treatment in relapsed/refractory chronic lymphocytic leukemia. Leuk Res Rep 2017; 7: 11-3.

229. Hammond SP et al. Risk of hepatitis B virus reactivation in patients treated with ibrutinib. Blood 2018; 131(17): 1987-9.

230. Herishanu Y et al. Severe hepatitis B virus reactivation related to ibrutinib monotherapy. Ann Hematol 2017;96(4):689-90.

231. Ghez D et al. Early-onset invasive aspergillosis and other fungal infections in patients treated with ibrutinib. Blood 2018;131(17):1955-9.

232. Fürstenau M et al. Invasive aspergillosis in patients treated with ibrutinib. Hemasphere 2020;4(2):e309.

233. Roberts AW et al. Targeting BCL2 with venetoclax in relapsed chronic lymphocytic leukemia. N Engl J Med 2016;374(4):311-22.

234. Stilgenbauer S et al. Venetoclax in relapsed or refractory chronic lymphocytic leukaemia with 17p deletion: a multicentre, open-label, phase 2 study. Lancet Oncol 2016;17(6): 768-78.

235. Seymour JF et al. Venetoclax-Rituximab in relapsed or refractory chronic lymphocytic leukemia. N Engl J Med 2018;378(12):1107-20.

236. Bonuomo V et al. COVID-19 (SARS-CoV-2 infection) in lymphoma patients: A review. World J Virol 2021;10(6): 312-25.

237. Infante MS et al. B-cell malignancies treated with targeted drugs and SARS-CoV-2 infection: A European Hematology Association Survey (EPICOVIDEHA). Front Oncol 2022;12:992137.

238. Blennow O et al. Outcome of infection with omicron SARS-CoV-2 variant in patients with hematological malignancies: An EPICOVIDEHA survey report. Am J Hematol 2022; 97(8):E312-e7.

239. Pagano L et al. COVID-19 infection in adult patients with hematological malignancies: a European Hematology Association Survey (EPICOVIDEHA). J Hematol Oncol 2021;14(1): 168.

240. Salmanton-García J et al. Improved clinical outcome of COVID-19 in hematologic malignancy patients receiving a fourth dose of Anti-SARS-CoV-2 vaccine: An EPICOVIDEHA Report. Hemasphere 2022;6(11):e789.

241. Pagano L et al. Breakthrough COVID-19 in vaccinated patients with hematologic malignancies: results from the EPICOVIDEHA survey. Blood 2022;40(26): 2773-87.

242. Rieger CT et al. Anti-infective vaccination strategies in patients with hematologic malignancies or solid tumors - Guideline of the Infectious Diseases Working Party (AGIHO) of the German Society for Hematology and Medical Oncology (DGHO). Ann Oncol 2018;29(6): 1354-65.

243. Giesen N et al. AGIHO guideline on evidence-based management of COVID-19 in cancer patients: 2022 update on vaccination, pharmacological prophylaxis and therapy in light of the omicron variants. Eur J Cancer 2023;181:102-18.

244. Cordonnier C et al. 2017 ECIL 7 vaccine guidelines. Lancet Infect Dis 2019;19(7):694-5.

245. Lee LYW et al. Vaccine effectiveness against COVID-19 breakthrough infections in patients with cancer (UKCCEP): a population-based test-negative case-control study. Lancet Oncol 2022; 23(6):748-57.

246. Bergman P et al. Safety and efficacy of the mRNA BNT162b2 vaccine against SARS-CoV-2 in five groups of immunocompromised patients and healthy controls in a prospective open-label clinical trial. EBioMedicine 2021;74:103705.

247. Molica S et al. mRNA COVID-19 vaccines in patients with chronic lymphocytic leukemia: A systematic review and meta-analysis. Eur J Haematol 2022;108(3): 264-7.

248. Noori M et al. A systematic review and meta-analysis of immune response against first and second doses of SARS-CoV-2 vaccines in adult patients with hematological malignancies. Int Immunopharmacol 2022;110: 109046.

249. Teh JSK et al. Immunogenicity of COVID-19 vaccines in patients with hematological malignancy: a systematic review and meta-analysis. Blood Adv 2021.

250. Thomas SJet al. Efficacy and safety of the BNT162b2 mRNA COVID-19 vaccine in participants with a history

of cancer: subgroup analysis of a global phase 3 randomized clinical trial. Vaccine 2022;40(10):1483-92.

251. Herishanu Y et al. Efficacy of the BNT162b2 mRNA COVID-19 vaccine in patients with chronic lymphocytic leukemia. Blood 2021;137(23): 3165-73.

252. Herishanu Y et al. Efficacy of a third BNT162b2 mRNA COVID-19 vaccine dose in patients with CLL who failed standard 2-dose vaccination. Blood 2022; 139(5):678-85.

253. Benjamini O et al. Safety and efficacy of BNT162b mRNA Covid19 Vaccine in patients with chronic lymphocytic leukemia. Haematol 2021.

254. Parry H et al. Antibody responses after first and second Covid-19 vaccination in patients with chronic lymphocytic leukaemia. Blood Cancer J 2021;11(7):136.

255. Fiorcari S et al. Effects of the BTN162b2 mRNA COVID-19 vaccine in humoral and cellular immunity in patients with chronic lymphocytic leukemia. Hematol Oncol 2022;25:25.

256. Debie Y et al. Antibody titres before and after a third dose of the SARS-CoV-2 BNT162b2 vaccine in patients with cancer. Eur J Cancer 2022;163:177-9.

257. Mellinghoff SC et al. SARS-CoV-2-specific cellular response following third COVID-19 vaccination in patients with chronic lymphocytic leukemia. Haematol 2022;107(10):2480-4.

258. Blixt L et al. T cell immune responses following vaccination with mRNA BNT162b2 against SARS-CoV-2 in patients with chronic lymphocytic leukemia: results from a prospective open-label clinical trial. Haematol 2022.

259. Lee HK et al. Analysis of immune responses in patients with CLL after heterologous COVID-19 vaccination. Blood Adv 2023; 7(10):2214-27.

260. Shen Y et al. Multiple COVID-19 vaccine doses in CLL and MBL improve immune responses with progressive and high seroconversion. Blood 2022.

261. RKI. Epidemiologisches Bulletin 21/2023 https://www.rki.de/DE/Content/Infekt/EpidBull/Archiv/2023/Ausgaben/21_23.pdf?__blob=publicationFile. 2023 (accessed 01.06. 2023).

262. Rapezzi D et al. Influenza vaccine in chronic lymphoproliferative disorders and multiple myeloma. Eur J Haematol 2003;70(4):225-30.

263. Cheuk DK et al. Vaccines for prophylaxis of viral infections in patients with hematological malignancies. Cochrane Database Syst Rev 2011;(3):Cd006505.

264. van der Velden AM et al. Influenza virus vaccination and booster in B-cell chronic lymphocytic leukaemia patients. Eur J Intern Med 2001;12(5): 420-4.

265. Sun C et al. Seasonal influenza vaccination in patients with chronic lymphocytic leukemia treated with ibrutinib. JAMA Oncology 2016;2(12): 1656-7.

266. Berglund A et al. The response to vaccination against influenza A(H1N1) 2009, seasonal influenza and Streptococcus pneumoniae in adult outpatients with ongoing treatment for cancer with and without rituximab. Acta Oncol 2014;53(9):1212-20.

267. Douglas AP et al. Ibrutinib may impair serological responses to influenza vaccination. Haematol 2017;102 (10):e397-e9.

268. DiazGranados CA, et al. Efficacy of high-dose versus standard-dose influenza vaccine in older adults. N Engl J Med 2014;371(7):635-45.

269. Pasiarski M et al. Antibody and plasmablast response to 13-valent pneumococcal conjugate vaccine in chronic lymphocytic leukemia patients—preliminary report. PLoS One 2014;9(12): e114966.

270. Sinisalo M et al. Antibody response to 7-valent conjugated pneumococcal vaccine in patients with chronic lymphocytic leukaemia. Vaccine 2007;26(1):82-7.

271. Svensson et al. Pneumococcal conjugate vaccine triggers a better immune response than pneumococcal polysaccharide vaccine in patients with chronic lymphocytic leukemia A randomized study by the Swedish CLL group. Vaccine 2018;36(25):3701-7.

272. Hartkamp A et al. Antibody responses to pneumococcal and haemophilus vaccinations in patients with B-cell chronic lymphocytic leukaemia. Vaccine 2001;19 (13-14):1671-7.

273. Essink B et al. Pivotal phase 3 randomized clinical trial of the safety, tolerability, and immunogenicity of 20-valent pneumococcal conjugate vaccine in adults aged >18 years. Clin Infect Dis 2022;75(3): 390-8.

274. Hurley D et al. Safety, tolerability, and immunogenicity of a 20-valent pneumococcal conjugate vaccine (PCV20) in adults 60 to 64 years of age. Clin Infect Dis 2021;73(7):e1489-e97.

275. Klein NP et al. A phase 3, randomized, double-blind study to evaluate the immunogenicity and safety of 3 lots of 20-valent pneumococcal conjugate vaccine in pneumococcal vaccine-naive adults 18 through 49 years of age. Vaccine 2021;39(38):5428-35.

276. Dagnew AF et al. Immunogenicity and safety of the adjuvanted recombinant zoster vaccine in adults with haematological malignancies: a phase 3, randomised, clinical trial and post-hoc efficacy analysis. Lancet Infect Dis 2019;19(9):988-1000.

277. Muchtar E et al. Humoral and cellular immune responses to recombinant herpes zoster vaccine in patients with chronic lymphocytic leukemia and monoclonal B cell lymphocytosis. Am J Hematol 2022;97(1):90-8.

278. Mullane KM et al. Safety and efficacy of inactivated varicella zoster virus vaccine in immunocompromised patients with malignancies: a two-arm, randomised, double-blind, phase 3 trial. Lancet Infect Dis 2019;19(9): 1001-12.

279. Mullane KM et al. Safety and immunogenicity of heat-treated zoster vaccine (ZVHT) in immunocompromised adults. J Infect Dis 2013;208(9):1375-85.

280. Kittai A et al. Anti-CD19 chimeric antigen receptor T-cell therapy for Richter transformation: An international, multicenter, retrospective study. JCO 2024;42(17). 2071-2079.

Index